AF611334

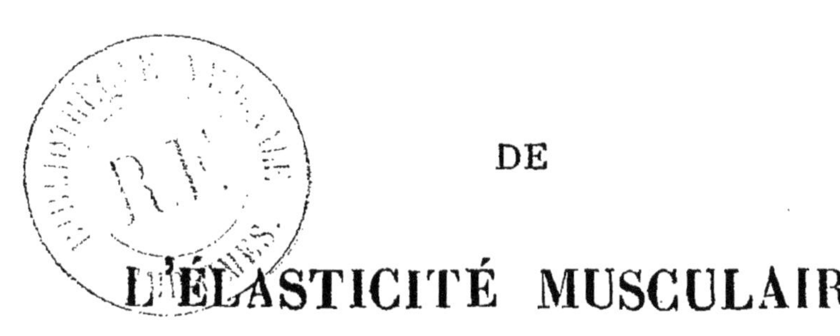

DE

L'ÉLASTICITÉ MUSCULAIRE

DE

L'ÉLASTICITÉ MUSCULAIRE

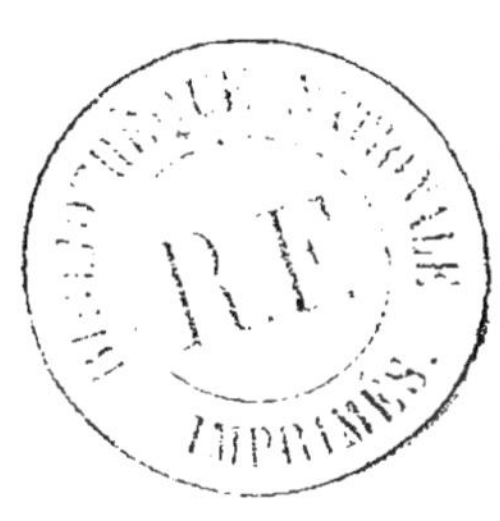

PAR

BOUDET DE PÂRIS

Docteur en médecine de la Faculté de Paris,
Docteur-lauréat (prix Valentin Mott) de l'Université de New-York,
Ex-interne en médecine et en chirurgie des hôpitaux de Paris.

PARIS

A. PARENT, IMPRIMEUR DE LA FACULTE DE MEDECINE

29-31, RUE MONSIEUR-LE-PRINCE, 29-31.

1880

DE

L'ÉLASTICITÉ MUSCULAIRE

INTRODUCTION

Ce travail est le résumé des recherches que nous avons poursuivies pendant deux années consécutives dans le laboratoire de M. le professeur Marey au Collège de France.

En étudiant la physiologie expérimentale du muscle, nous sommes plusieurs fois arrivé à des résultats non signalés par les physiologistes, ou en contradiction avec les leurs. Ce sont précisément ces points particuliers de la physiologie du muscle que nous avons tenté d'approfondir dans notre thèse inaugurale.

La méthode graphique nous a été d'un grand secours pour cette étude; car elle nous a fait *voir* des phénomènes qui, sans elle, passeraient inaperçus sous les yeux du plus habile observateur.

Les plus petits changements de forme deviennent appré-

Depuis une vingtaine d'années, depuis surtout que la physiologie possède les appareils enregistreurs, l'étude de l'élasticité a été reprise par de nombreux physiologistes, surtout en Allemagne.

Nous ne citerons pas ici tous les savants qui se sont occupés de cette question ; nous rappellerons seulement les principaux travaux qui ont servi de jalons pour l'étude de l'élasticité musculaire.

Schwann, le premier, formula l'opinion que la contraction du muscle n'a pour effet que de donner à cet organe une élasticité nouvelle en vertu de laquelle le mouvement est imprimé aux leviers osseux.

En 1858, Weber (Ueber die elasticitat der Muskeln — Arch. de Müller) assura que l'élasticité du muscle à l'état actif est plus faible que celle du même muscle à l'état de repos.

La découverte de Weber eut pour résultat de donner une nouvelle impulsion à l'étude de l'élasticité. Aussi voyons nous bientôt paraître les nouvelles expériences de Volkmann (Müskeln Contractilitat — Archiv. de Müller 1858 et années suivantes) en contradiction d'abord avec celles de Weber.

Puis vinrent les recherches de Donders et de van Mansveldt sur l'homme sain. Leurs résultats, comme nous le verrons plus loin, ne concordent pas avec ceux des précédents auteurs.

Plus tard, Blix (Contribution à l'étude de l'élasticité musculaire — Nord. med. Arch. 1875 et centrl. bltt 1875) vient de nouveau confirmer la découverte de Weber.

Dans son traité de physiologie, Wundt, à son tour, donne une nouvelle solution à cette question déjà si controversée. Pour lui, la diminution de l'élasticité du muscle actif, si tant est qu'elle existe, doit être considérée comme le résultat du raccourcissement musculaire et non pas de l'activité même du muscle.

En France, Küss, reprenant les idées de Schwann, de Weber et de Volkmann, admet que l'élasticité du muscle actif est diminuée. Puis il remplace le mot de contraction par le terme *forme n° 2* en opposition avec celui de *forme n° 1* par lequel il désigne le muscle à l'état de repos. Dans sa théorie de la contractilité ou changement de forme du muscle, il fait jouer le principal rôle à l'élasticité.

M. le professeur Marey, dès 1868, donna une autre explication des faits signalés par Weber et démontra que « *la longueur absolue* que prend un muscle sous une certaine charge est toujours plus grande pendant le repos que pendant l'activité ».

D'après M. Rouget (Mémoire sur les tissus contractiles et la contractilité. J. de phys. 1863) l'élasticité serait la principale cause du mouvement musculaire ; mais la théorie de ce physiologiste repose sur une donnée anatomique qui n'a pas été généralement admise.

En résumé, on voit que depuis les travaux de Schwann et Weber, l'élasticité musculaire prend place à côté de la contractilité comme importance dans l'étude des propriétés du muscle. D'un autre côté, l'impression qui résulte de la lecture de tous ces ouvrages est une tendance des physiologiste modernes à admettre que le muscle qui se contracte ne fait que prendre une force élastique nouvelle.

Définition. — L'élasticité est cette propriété que possède le muscle de changer de forme par l'action d'une force extérieure ou sous l'influence d'une excitation, puis de revenir à sa forme primitive, dès que la force ou l'excitation ont cessé d'agir.

Importance de l'élasticité musculaire. — L'importance de l'élasticité, au point de vue du travail musculaire, est aujourd'hui bien démontrée ; cette importance a surtout été précisée par les travaux de M. le professeur Marey, auquel nous empruntons les lignes suivantes :

« Une force de courte durée appliquée à mouvoir une masse a plus d'effet utile lorsqu'elle agit sur cette masse par l'intermédiaire d'un corps élastique.

« Or cette condition d'une force de courte durée appliquée à déplacer une masse existe dans la contraction musculaire. Chaque onde, en se formant, constitue une force presque instantanée qui, dans un muscle non élastique, devrait diminuer subitement la longueur des fibres, entrainer leur point d'attache mobile et déplacer du même coup les fardeaux qu'il s'agit de soulever. Mais l'inertie de ces masses à mouvoir les empêcherait d'obéir à des forces instantanées ; celles-ci viendraient pour ainsi dire se briser contre un obstacle invincible et se traduiraient par un choc qui détruirait le travail utile. La force déployée se transformerait sans doute en chaleur, puisqu'elle ne peut disparaître, mais elle ne serait plus utilisée à produire un travail. L'élasticité du muscle empêche la production de ce choc en transformant la force instantanée qui se produit dans chaque fibre en une force continue capable de développer un travail ».

En d'autres termes, l'élasticité a pour principal effet de fusionner les secousses dont l'ensemble constitue une contraction musculaire,

Une expérience déjà ancienne et bien facile à répéter fera comprendre cet effet de l'élasticité sur la production du travail. Supposons un fil mince attaché à un poids assez lourd et capable de supporter ce poids sans se rompre. Si nous tirons lentement ce fil, le poids sera soulevé, mais si, au lieu de le tendre doucement, nous faisons une traction brusque, le fil cassera et le poids restera immobile. Recommençons la même expérience avec un fil de caoutchouc de la même épaisseur. Au moment de l'effort brusque, le fil se laissera d'abord étirer d'une certaine longueur, puis il reviendra sur lui-même en soulevant la charge.

Définition des termes que nous devrons employer. — Lorsqu'on parcourt les travaux des physiologistes sur l'élasticité, on est souvent arrêté par des expressions tantôt nouvelles, tantôt d'apparence contradictoire, et qui jettent une certaine obscurité dans l'exposé de leurs résultats.

Ainsi certains auteurs considèrent l'*extensibilité* comme une propriété spéciale du muscle et antagoniste de l'élasticité. D'autres expérimentateurs disent qu'un muscle est *moins élastique*, pour exprimer qu'il se laisse moins facilement allonger par une certaine charge.

Les physiciens, au lieu de considérer le degré de déformation des corps, se sont surtout préoccupés de la force avec laquelle ces corps résistent à la déformation et reviennent sur eux-mêmes lorsqu'ils ont été déformés.

Pour éviter tout malentendu, nous dirons qu'un muscle est *faiblement élastique*, quand il suffit d'une faible charge pour l'allonger; et *fortement élastique*, quand, au contraire, il faut une charge plus forte pour produire un allongement égal.

D'un autre côté, l'élasticité peut être parfaite ou imparfaite ; un muscle *parfaitement élastique* est celui qui revient facilement et complètement à la forme dont il a été écarté ; le muscle *imparfaitement élastique* n'y revient que d'une façon incomplète. Naturellement il existe entre ces deux limites extrêmes une foule de degrés intermédiaires qui ne peuvent recevoir de dénominations particulières.

Quant à l'extensibilité, nous ne pouvons, pas plus que la rétractilité, la considérer comme une propriété à part ; le terme : *muscle très extensible* équivaut à celui de *muscle très faiblement élastique.*

Classement des expériences. — L'élasticité musculaire peut subir des variations sous l'influence de divers agents physiques, chimiques ou physiologiques. Parmi ces agents, les uns modifient plus ou moins la composition du tissu musculaire; les autres agissent indirectement sur le muscle et font seulement varier l'état de ses propriétés. Nous aurions donc pu, dans le classement de nos expériences, nous laisser guider par l'action physique, chimique ou physiologique des agents employés. Toutefois, comme il est souvent très-difficile de déterminer exactement si la composition du tissu musculaire est altérée et surtout de préciser le moment auquel commence cette altération, et son degré, nous avons préféré suivre une autre méthode et étudier les modifications de l'élasticité du *muscle à l'état de repos ou non excité* et du *muscle à l'état actif ou qui vient d'être excité.* Nous prendrons comme points de comparaison les résultats fournis par le muscle à l'état normal, c'est-à-dire frais, au repos, et avec son nerf intact.

Nous comparerons ensuite les modifications de l'élasticité avec celles produites par les mêmes agents sur la contractilité musculaire.

CHAPITRE II

ÉLASTICITÉ NORMALE DU MUSCLE AU REPOS.

Appareils employés.—L'appareil qui nous a servi pour nos expériences est le myographe à poids de M. Marey, légèrement modifié par nous. La planchette sur laquelle la grenouille est fixée au moyen d'épingles porte sur l'un de ses côtés un levier très-léger en bambou, terminé par une mince plume de baleine. La longueur de ce levier, y compris celle de la plume, est de onze centimètres. A un centimètre de son articulation sont fixés deux fils qui s'écartent perpendiculairement à son axe. L'un de ces fils va s'attacher au tendon du gastrocnémien de l'animal en expérience. L'autre, qui n'est en réalité que la continuation du premier, passe d'abord dans la gorge d'une petite poulie de renvoi et supporte un plateau de liège sur lequel sont placés les poids destinés à la charge du muscle.

Pour contrebalancer le poids même de ce petit plateau, un autre fil est enroulé autour de l'axe de rotation du levier et supporte à son tour une petite capsule dans laquelle on verse une quantité suffisante de mercure.

Ainsi établi, l'appareil est d'une extrême sensibilité ; la moindre charge déposée sur le plateau agit directement sur le muscle et déplace le levier. Les changements de forme du muscle (allongements et raccourcissements) se trouvent de la sorte amplifiés dix fois par le levier qui les inscrit sur un cylindre recouvert de noir de fumée.

Nous ajouterons que, d'après la loi d'élasticité formulée par M. Marey et rapportée plus haut, nous avons voulu éviter les réactions trop brusques que l'inertie de la charge aurait pu faire subir au muscle, si cette charge avait agi sur lui par l'intermédiaire d'un fil rigide et inextensible. Aussi, dans l'appareil que nous venons de décrire, le fil qui relie le levier, et par conséquent le muscle, au plateau des charges est-il formé, dans la moitié de sa longueur, par un mince ruban de caoutchouc.

Courbe des allongements. — Les choses étant ainsi disposées et l'animal tout préparé pour l'expérience, on fait d'abord tourner le cylindre enregistreur, sans que le muscle ait à supporter aucune charge. La ligne droite marquée par le levier indique par conséquent la longueur du muscle sous 0 charge et servira d'abscisse aux allongements provoqués par des charges croissantes.

Voici maintenant les détails de l'expérience que l'on peut suivre sur la figure 1. Cette figure est la reproduction sur papier millimétrique du tracé inscrit par le muscle luimême.

On dépose sur le plateau un poids de 5 grammes sous l'influence duquel le levier est subitement déplacé ; puis, on fait tourner le cylindre d'une très petite quantité et l'on attend pendant une minute. Le déplacement subit du levier a atteint comme on le voit (trait plein de la fig. 1) une longueur de $14^{mm}5$; puis, pendant la minute d attente, le levier a continué de se déplacer, mais beaucoup plus lentement, d'une longueur de $1^{mm}5$ (trait fin de la fig. 1).

Une seconde charge de 5 grammes a produit un nouveau déplacement subit de 12^{mm}, puis, pendant la minute d'attente qui a suivi, un autre déplacement lent de $1^{mm}5$. Enfin une troisième charge de 5 grammes n'a plus amené qu'un déplacement de 8^{mm}.

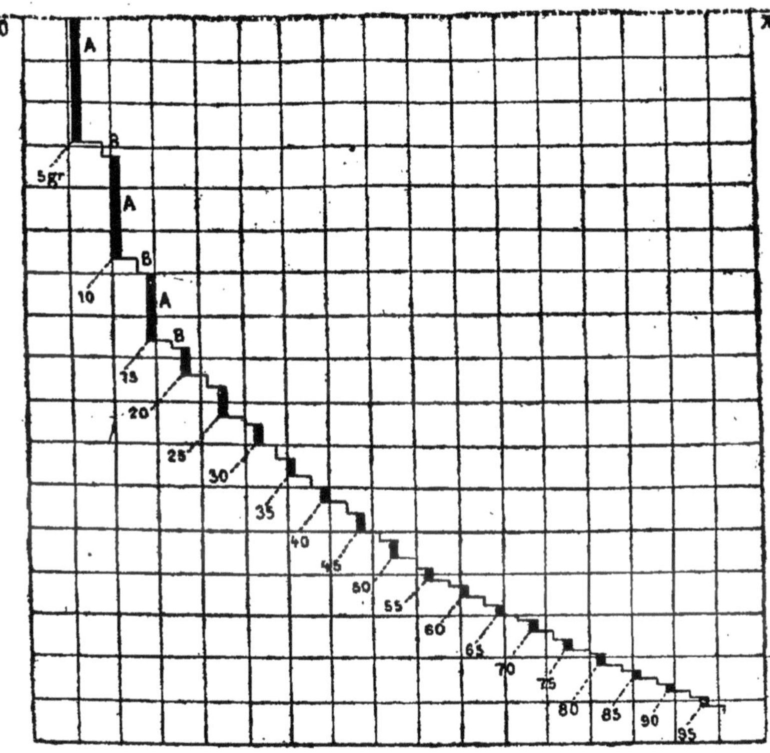

Figure 1.

Allongements du muscle pour des charges graduellement croissantes. L'abscisse *OX* indique la position du levier lorsque le muscle est sans charge. Les traits pleins (*AAA*) sont les allongements subits produits par des poids de 5, 10, 15, 20, etc. grammes. Les traits fins (*BBB*) correspondent aux allongements dûs à l'extensibilité supplémentaire.

En continuant d'ajouter des charges de 5 grammes, nous voyons que chaque nouveau poids détermine un nouvel allongement du muscle, mais que chacun de ces allongements partiels est moins grand que celui qui l'a précédé. Ainsi, tandis que la charge de 15 grammes produit un allongement total de 38^{mm} et a fait avancer le levier, par rapport au poids de 10 grammes, d'une longueur de 8^{mm}, nous voyons que la charge de 20 grammes produit un allongement total de 42 mill., et a seulement sur la charge précédente un avantage de 3 mill.

Les allongements du muscles, sous des charges graduellement croissantes ne sont donc pas proportionnels à ces charges. Très considérables au début, et pour des poids relativement faibles, les allongements partiels vont en diminuant à mesure que les poids augmentent, jusqu'à ce que la limite de cohésion du tissu musculaire soit atteinte et que l'adjonction d'un nouveau poids détermine la rupture du muscle.

Wertheim a le premier démontré que la courbe des allongements musculaires pour des charges croissantes se rapproche de l'*hyperbole*. Si, sur la figure 1, on réunit par un trait tous les allongements partiels du muscle, on obtiendra une courbe identique à celle signalée par Wertheim.

Extensibilité supplémentaire. — Un autre fait ressort clairement de notre expérience : c'est que, pour une charge donnée, le muscle n'atteint pas immédiatement son maximum d'allongement, mais continue encore de s'allonger pendant quelques instants. Ce phénomène, que l'on retrouve d'ailleurs chez tous les tissus organiques est nommé par Rosenthal l'*extensibilité supplémentaire*.

Nous avons fait une étude particulière de ce phénomène et nous sommes arrivé aux conclusions suivantes :

1° *L'extensibilité supplémentaire augmente avec les charges.*

Les allongements supplémentaires ont été, en prenant la moyenne de plusieurs expériences, de 1 mill. pour 5 grammes, de 1 mill., 5 pour 10 grammes, de 2 mill. pour 15 grammes, de 2 mill. 5 pour 25 grammes et de 5 mill, pour

100 grammes. Ces chiffres étant ceux du tracé lui-même, il faut les réduire au dixième pour avoir l'allongement réel du muscle.

2° *L'extensibilité supplémentaire se produit surtout dans les premiers instants qui suivent l'application d'une charge.*

Ainsi, un poids de 20 grammes étant mis sur le plateau, l'allongement immédiat est de 18 mill. 5. Si nous observons alors ce qui se passe pendant cinq minutes, nous voyons que l'allongement produit par l'extensibilité supplémentaire est 2 mill. pour la première minute, un quart de millimètre environ pour les deuxième, troisième et quatrième minutes, et à peu près nul pour la cinquième.

3° *Pour des charges considérables*, 60,70 *et* 80 *grammes, l'allongement dû à l'extensibilité supplémentaire est sensiblement égal à l'allongement immédiat produit par chacune de ces nouvelles charges.*

Il est facile, d'après la figure 1, de se rendre compte de cet effet. A partir de 60 grammes, on voit que l'allongement dû à chaque nouvelle addition de 5 grammes n'est pas plus grand que celui produit pas l'extensibilité supplémentaire.

En général, dans les expériences sur l'élasticité, on ne tient pas compte de l'extensibilité supplémentaire. Mais alors il faut avoir soin de laisser chaque poids agir pendant un laps de temps exactement égal, si l'on ne veut pas s'exposer à de fréquentes erreurs.

Raccourcissement lors de la décharge. — Tout ce que nous venons de dire concerne uniquement les allongements du muscle, c'est-à-dire son extensibilité.

Si maintenant, le muscle étant sous une certaine charge, nous faisons l'expérience inverse de la précédente, c'est-à-dire si nous déchargeons graduellement ce muscle, il se raccourcit sous l'influence de son élasticité et revient plus ou moins complètement à sa longueur primitive.

Dans les tracés que l'on obtient ainsi, on retrouve, dans un ordre inverse, les deux phénomènes que nous avons signalés à propos des allongements.

En effet, les premiers poids que l'on enlève ne déterminent que des raccourcissements très peu marqués ; à mesure que les charges sont enlevées, les raccourcissements deviennent de plus en plus considérables, et enfin, lorsque la soustraction du dernier poids a lieu, le muscle accomplit son plus fort raccourcissement.

La courbe formée par la réunion de ces raccourcissements partiels est la reproduction en sens inverse de celle obtenue avec les allongements ; pourvu, toutefois, que la limite d'élasticité n'ait pas été dépassée lors de la charge du muscle.

Rétractilité supplémentaire. — D'autre part, il se produit après l'enlèvement de chaque poids un effet inverse de celui causé par l'extensibilité supplémentaire. Après un premier raccourcissement subit, le muscle continue encore à se raccourcir pendant les premières minutes qui suivent la décharge partielle. Nous appellerons, si l'on veut, ce phénomène la *rétractilité supplémentaire.*

Comme l'extensibilité supplémentaire, la retractilité supplémentaire augmente avec les charges ; c'est-à-dire que si un muscle, sous charge de 5 grammes, est délivré de ce poids, sa rétractilité supplémentaire le fera se raccourcir de 1 mill. ou 1 mill.5 ; tandis que si ce même muscle a été chargé avec 100 grammes, son raccourcissement supplémentaire sera de 5 mill. ou 6 mill.

De même aussi que l'extensibilité supplémentaire la rétractilité supplémentaire agit surtout dans les premiers instants qui suivent la décharge du muscle.

Enfin, *si la limite d'élasticité a été dépassée dans la charge du muscle, la rétractibilité supplémentaire ne se produit pas quand on commence à décharger le muscle.*

Supposons, par exemple, qu'un muscle dont la limite d'élasticité est 45 grammes ait subi une charge de 70 grammes. Lorsqu'on enlèvera 10 grammes, il se produira d'abord et subitement un léger raccourcissement ; mais le muscle ne continuera pas à se raccourcir ; au contraire, sous la charge restante de 60 grammes, on verra, au lieu d'un raccourcissement un nouvel allongement se faire peu à peu. Ce n'est que lorsque le muscle n'est plus que sous 45 grammes de charge que la rétractilité supplémentaire produit son effet et qu'on le voit continuer de se raccourcir après l'enlèvement de chaque fraction de charge.

Ce fait est d'autant plus intéressant qu'il nous semble voir en lui un moyen facile de déterminer la limite d'élasticité d'un muscle. Cette limite serait indiquée par la charge qui permet à la rétractilité supplémentaire de se manifester.

Limite de l'élasticité. — On est convenu d'appeler limite d'élasticité : « le degré de distension qu'un corps ne saurait dépasser sans perdre définitivement sa forme ; au delà de cette limite, le corps n'est plus qu'imparfaitement élastique et ne revient plus complètement, lorsque la force qui le déformait a cessé d'agir. » (Marey.)

La limite d'élasticité n'est pas la même pour tous les muscles ; pour un même muscle elle varie aussi avec les conditions de nutrition, de fatigue, de température, etc., dans lesquelles se trouve le muscle.

La plupart des physiologistes s'accordent à dire que la limite d'élasticité d'un gastrocnémien de grenouille est très vite dépassée. Toutefois, le chiffre moyen de 100 grammes qu'ils indiquent presque tous (Longet dit 100 ou 200 grammes), nous paraît beaucoup trop élevé. Déjà, dans ses remarquables expériences, M. Marey avait constaté que la charge que peut supporter un muscle de grenouille, en conservant la faculté de revenir exactement à sa longueur normale, est en général inférieure à 50 grammes. Nos expériences personnelles confirment cette donnée.

Il est d'ailleurs facile de comprendre que, l'élasticité des muscles étant en raison directe de leur volume et des forces contre lesquelles ils ont à lutter, la limite de l'élasticité d'un gastrocnémien de grenouille soit très faible.

En effet, la moyenne des mensurations faites sur un grand nombre de gastrocnémiens nous donne une longueur de 25 mill., et une surface de section de 5^{mm} carrés à la partie la plus épaisse du muscle. Quant au poids moyen, il est de 0 gr. 50 centigrammes.

D'un autre côté, une grenouille de taille moyenne pèse environ 45 grammes. Lors donc que l'animal saute, le poids que chaque gastrocnémien a à vaincre dans son travail ne représente guère qu'une valeur de 20 à 25 grammes, puisque les deux muscles, étant synergiques, se partagent l'effort à accomplir (1). Cette valeur est encore bien moindre si l'animal nage.

Enfin, si on attache à la patte d'une grenouille un poids de 100 grammes, on voit, lorsque l'animal saute, que ce poids n'est pas soulevé mais seulement traîné sur le sol. L'examen de ce qui a lieu chez l'animal vivant vient donc à l'appui des

(1) Il faut considérer non pas le poids seul de la grenouille, mais aussi la vitesse avec laquelle ce poids est projeté pour évaluer l'effort accompli. On aurait cette mesure en cherchant quelle doit être la force élastique d'un ressort qui lancerait le poids d'une grenouille à la distance qu'elle franchit dans un saut.

expériences directes sur le muscle pour prouver que la limite d'élasticité du gastrocnémien de grenouille doit être atteinte avec une charge très faible. Cette charge, pour une grenouille de moyenne taille, nous paraît être de 45 grammes environ.

Il est difficile, au premier abord, de déterminer la limite d'élasticité d'un muscle donné ; en effet, si l'on veut rechercher quel est le poids qui ne permet plus à ce muscle de regagner sa forme, il faut faire un certain nombre d'expériences consécutives, et l'application répétée de ces charges doit nécessairement modifier l'état élastique du muscle par l'effet de la fatigue.

Si nous commençons par charger un muscle frais avec un poids de 10 grammes et que nous enlevions immédiatement ce poids, le muscle revient parfaitement à sa forme primitive. La même chose aura lieu avec des poids de 20, 30 et 40 grammes, en ayant soin de les enlever très rapidement. Mais si nous laissons le poids de 10 grammes appliqué pendant un certain temps, cinq minutes par exemple, lorsque nous l'enlèverons, le muscle ne reviendra pas tout de suite à sa longueur normale; il n'y reviendra que lorsque nous aurons donné le temps à la rétractilité supplémentaire de produire son effet. Cependant, il est évident que ce poids de 10 grammes n'a pas dépassé la limite de l'élasticité.

Mais, dans le premier cas, la charge agissant pendant un temps très court, nous n'avons eu que les effets subits d'allongement et de raccourcissement; dans le second cas, la charge agissant pendant 5 minutes a permis la production de l'allongement dû à l'extensibilité supplémentaire, et si nous voulons voir le muscle revenir à sa forme primitive, il faut attendre cinq autres minutes, après l'enlèvement de la charge, pour permettre à la rétractilité supplémentaire de regagner l'effet produit par l'extensibilité supplémentaire

Toutes les fois, donc, qu'un muscle ne revient pas immédiatement à sa forme primitive, il ne faut pas en conclure que la charge a dépassé sa limite d'élasticité, mais que cette charge a peut-être été appliquée pendant un intervalle de temps trop long.

On voit, d'après ce qui précède, que pour préciser la limite d'élasticité d'un muscle, il ne faut pas seulement tenir compte du poids qui a allongé ce muscle, mais aussi du laps de temps pendant lequel cette charge a agi. C'est, croyons-nous, à la négligence de ce second facteur qu'il faut attribuer les différences d'évaluations données par les auteurs.

Module de l'élasticité. — Si la limite de l'élasticité musculaire est difficile à préciser, il est plus difficile encore de déterminer le coefficient ou module de cette élasticité, c'est-à-dire le rapport des allongements musculaires avec les charges qui les produisent.

Wertheim, ainsi que nous l'avons dit plus haut, a démontré que les corps inorganiques s'allongent proportionnellement à la charge, tandis que les corps organisés s'allongent de moins en moins à mesure qu'ils ont déjà subi une plus grande élongation.

Quand on veut rechercher quel est exactement l'allongement produit par une certaine charge, on s'aperçoit que cet allongement est très variable et dépend des différents états du muscle et de la durée d'application de la charge. On comprend donc, combien, en dehors des types créés expérimentalement, il est difficile de donner un chiffre exact pour représenter le rapport qui existe entre un certain allongement et la charge qui le produit.

Il est évident que le module de l'élasticité musculaire varie non seulement avec l'état du muscle, mais aussi avec sa longueur ou plutôt son volume. Chez une grenouille de moyenne grosseur, la longueur du gastrocnémien est en moyenne de 25 mill. ; c'est ce muscle qui a servi de type pour nos expériences. En opérant sur des animaux de plus grande taille, les allongements produits par les mêmes poids ont toujours été beaucoup plus considérables.

Ainsi, sur une grenouille de très forte taille et dont le gastrocnémien mesurait 32 mill. de longueur, nous avons trouvé qu'une charge de 10 grammes produisait un allongement de 21 mill. sur le tracé, c'est-à-dire un allongement réel de 0^{m},0021. Une petite grenouille, au contraire, n'a donné pour le même poids qu'un allongement de 9 mill.

En somme, le module de l'élasticité musculaire est sujet à de nombreuses variations; et nous verrons plus loin (effets de la chaleur et du desséchement) que, dans certains cas, ce module subit une modification telle qu'il se rapproche de celui des corps inorganiques.

CONCLUSIONS.

De tout ce qui précède nous pouvons conclure que, pour un gastrocnémien de grenouille de moyenne taille :

1° L'élasticité est faible;

2° Elle est parfaite lorsque l'allongement a été produit par une charge inférieure à 50 grammes et que cette charge n'est pas restée appliquée plus de quelques instants ;

3° Elle est imparfaite, si la charge a dépassé 50 grammes, ou bien si, inférieure à ce poids, elle a agi assez longtemps pour permettre à l'extensibilité supplémentaire d'atteindre son maximum d'effet (4 à 5 minutes environ).

4° Les allongements ne sont pas proportionnels aux charges qui les produisent; chacun des allongements partiels est moindre que celui qui l'a précédé.

5° La limite de l'élasticité est atteinte avec des charges de 40 à 50 grammes.

CHAPITRE III.

MODIFICATIONS DE L'ÉLASTICITÉ DU MUSCLE A L'ÉTAT DE REPOS OU NON EXCITÉ.

Nous avons surtout étudié, à propos de l'élasticité, l'action des agents qui déterminent de notables modifications de la contractilité.

Pour le muscle à l'état de repos, ces agents ont été : *le froid, la chaleur, le désséchement, l'arrêt de la circulation, la suppression de l'influx nerveux et les poisons musculaires.*

L'action de la *fatigue* rentre forcément dans l'étude du muscle excité, car nous ne pouvons produire physiologiquement la fatigue qu'au moyen d'excitations électriques.

Quant à la suppression de l'influx nerveux, nous ne verrons dans ce chapitre que celle qui est de date plus ou moins ancienne, puisque la section du nerf a pour résultat immédiat d'exciter le muscle et de provoquer sa contraction.

Influence de la température. — Il est assez difficile, lorsqu'on fait varier la température d'un muscle, de savoir exactement, à un moment donné, à quel degré on en est arrivé à l'échauffer ou à le refroidir.

L'application directe et prolongée de glace ou d'eau chaude sur le muscle en expérience permet, il est vrai, d'obtenir des températures extrêmes pour lesquelles les résultats sont assez précis ; mais ce moyen ne permet pas de noter les degrés intermédiaires.

En outre, les effets de l'évaporation et de la température ambiante sont tels qu'un thermomètre placé à la surface du muscle ne pourra pas indiquer le degré de sa température intérieure, la seule qu'il soit important de connaître.

Il faut donc, pour avoir des données précises, agir sur la température de l'animal tout entier et noter cette température sur un point du corps plus ou moins éloigné du muscle en expérience.

Le moyen le plus simple pour échauffer ou refroidir une grenouille est évidemment de la placer dans un vase clos dont on fait à volonté varier la température. Malheureusement ce moyen est impraticable lorsqu'on se sert du myographe direct.

Nous avons dû employer une méthode plus longue et plus compliquée, mais, qui a l'avantage de donner des résultats absolument certains. Voici comment l'expérience doit être préparée.

On pratique, dans la planchette qui supporte la grenouille, une ouverture assez grande pour permettre le passage d'une de ses pattes. Au-dessous de la planchette est placé un vase ou un tube de verre dans lequel, au moyen de deux siphons, on fait circuler de l'eau à des températures diverses. Le membre de l'animal est introduit et fixé dans ce vase oú il baigne constamment dans le liquide. De cette manière, les élévations où les abaissements de la température agissent sur le sang de la patte immergée et celui-ci va ensuite modifier la température des autres parties de l'animal où il est porté par la circulation.

Un thermomètre placé dans la bouche de la grenouille permet de suivre toutes les variations de sa température intérieure. On peut être sûr, de cette façon, que le muscle en expérience a exactement le degré indiqué par le thermomètre buccal ; bien entendu, on évite toutes causes de variation locale en faisant aussi petite que possible l'incision à la peau et même en couvrant toute la patte d'un morceau de taffetas gommé.

Cette méthode présente cependant un grand inconvénient, car elle ne nous permet d'obtenir que des températures intermédiaires à 5° et à 35° ou 36°; jamais nous n'avons pu faire descendre le thermomètre buccal au-dessous de 5°, même en entourant de glace le membre immergé. D'un autre côté, lorsque la chaleur de l'eau est trop élevée, la circulation s'arrête. Aussi, avons nous été obligé pour obtenir des températures au-dessous et au-dessus de ces deux limites, d'agir directement sur le muscle en le plaçant sur un petit tube aplati et traversé par le liquide. Mais les indications du thermomètre placé alors sur le tube, à côté du muscle, ne peuvent plus être considérées comme aussi exactes. Nous indiquerons, chemin faisant, suivant quelle méthode ont été faites nos expériences.

Influence du froid. — L'influence du froid sur l'élasticité musculaire peut être constatée de façons différentes; soit en chargeant le muscle d'un poids constant et en notant ses variations de longueur pendant qu'on abaisse sa température; soit en ne chargeant le muscle qu'à certaines périodes de son refroidissement, ce qui permet de juger la facilité avec laquelle il revient sur lui-même à ces différents moments.

Voyons d'abord ce qui se passe lorsque le muscle est sous une charge constante. La grenouille étant préparée comme nous l'avons indiqué plus haut, et l'une de ses pattes étant plongée dans de l'eau à la température du laboratoire, on note le degré du thermomètre buccal, et on charge le muscle d'un certain poids. On introduit ensuite quelques morceaux de glace dans le réservoir d'eau et on commence l'écoulement continu. Le mercure du thermomètre baisse lentement à mesure que l'animal se refroidit. En même temps le levier inscrit sur le cylindre (dont le mouvement est très lent) les variations de longueur du muscle.

Chaque fois que le refroidissement augmente d'un degré, on marque ce degré sur la courbe tracée par le levier. Quand la limite de refroidissement est atteinte, on n'a plus qu'à relever les différentes positions du levier qui indiquent les différentes longueurs du muscle pour des températures de plus en plus basses.

Dans un cas, pour une température initiale de 19°, l'allongement produit par 25 grammes a été 18 mil., 5 ; à partir de ce moment et pendant tout le temps qu'a duré le refroidissement, le muscle a continué de s'allonger sous l'action de cette charge

Ainsi à 17°	l'allongement	avait atteint	19mm
à 15°	—	—	19,5
à 13°	—	—	19,8
à 11°	—	—	20
à 9°	—	—	20,5
à 7°	—	—	21
à 5°	—	—	21,5

De 19° à 5°, l'allongement a donc augmenté de 3 mill.

Dans un autre cas, pour une charge de 10 grammes seulement, le muscle en passant du 17° à 5° s'est allongé de 1 mill. 5.

Si, lorsque le thermomètre est arrivé à 5°, on place directement sur le muscle en charge un très petit fragment de glace, on voit l'allongement augmenter presque immédiatement d'une quantité notable.

Il est donc bien évident qu'un muscle qui est soumis à une certaine charge s'allonge à mesure que sa température s'abaisse.

Procédons autrement maintenant, et chargeons le muscle à différents degrés de son refroidissement.

La figure 2 montre les résultats obtenus dans cette expérience.

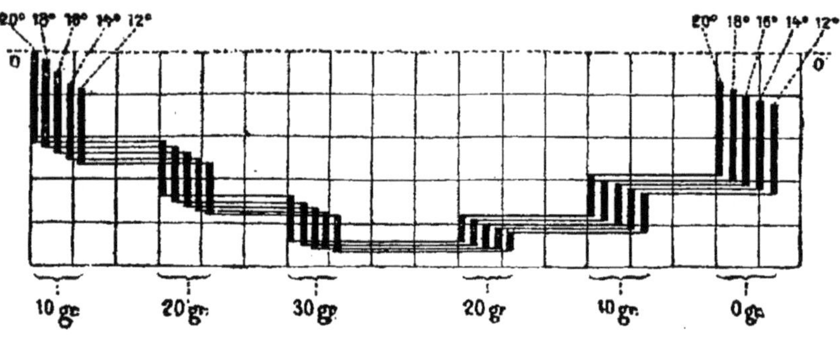

FIGURE 2.

Allongements et raccourcissements d'un muscle refroidi graduellement.

A 20°, une charge de 10 grammes agissant pendant une minute a produit un allongement de 10 mill. 5, une seconde charge de 10 grammes, également appliquée pendant une minute a donné un nouvel allongement de 6 mill. 5. Enfin, sous une charge totale de 30 grammes, le muscle s'est allongé de 22 mill.

Après l'enlèvement de cette charge, le muscle n'est pas revenu complètement à sa longueur primitive et cela tient sans doute à la durée assez longue de l'application de la charge, car il est rare de dépasser la limite d'élasticité avec un poids de 30 grammes seulement.

Ici, aussitôt après l'enlèvement de la charge, il s'en fallait encore de 3 mill. 5, que le muscle eût regagné sa forme. En laissant agir la retractilité supplémentaire pendant une minute, le raccourcissement a augmenté un peu, et, lors de la seconde application des poids il ne manquait plus que 1 mill. pour que ce raccourcissement fût complet.

Les autres applications des charges out été faibles à 18°, 16°, 14° et 12°. La figure 2, montre qu'à chaque fois l'allongement définitif a été plus considérable.

Cependant, si on compare entre eux les allongements partiels produits par des charges égales, il semble qu'à mesure que la température baisse, chacun de ces allongements soit moindre que le précédent, En un mot, on se trouve ici en face de ce fait d'apparence paradoxale : des allongements partiels plus petits dont la somme constitue un allongement total plus grand. Mais il faut considérer que le point de départ de ces allongements n'est plus le même. En effet, le froid a eu pour résultat principal de rendre l'élasticité du muscle beaucoup plus imparfaite ; il s'ensuit que, à chaque nouveau chargement, le muscle se trouvait encore dans un certain état d'allongement causé par le chargement précédent. Si on ajoute cette quantité aux allongements provoqués par la nouvelle charge, on voit que l'allongement définitif peut être plus grand, bien que les allongements partiels qui le composent paraissent moindres.

Maintenant, pourquoi chaque allongement partiel est-il relativement moindre que celui qui a été produit par le même poids dans le chargement précédent ? A ce fait on peut proposer deux explications : ou bien on peut admettre que le muscle refroidi devient plus fortement élastique en même temps que moins parfaitement élastique, ou bien il faut penser que le muscle devient réellement plus faiblement élastique, mais que l'augmentation de chaque allongement persistant dû à l'effet des charges précédentes.

Cette seconde opinion nous paraît être la seule admissible ; d'ailleurs elle s'accorde avec ce que nous avons vu à propos du muscle sous charge constante.

En outre, ce que nous venons de dire ne doit être rapporté qu'aux températures supérieures à 5° ; au-dessus de ce chiffre, le doute n'est plus permis ; l'élasticité est évidemment plus faible. Ainsi, dans une autre expérience, un poids de 30 grammes, appliqué pendant quelques instant seulement a provoqué un allongement de 21 mill. et le muscle est revenu complètement à sa forme primitive. Nous avons alors entouré de glace pilée la patte en expérience, au bout de cinq minutes, l'allongement pour le même poids de 30 grammes a été de 25 mill. et le muscle ne s'est ensuite raccourci que de 21 mill.

Si, sur la figure 2, on compare entre eux les raccourcissements partiels provoqué par la décharge, on voit qu'ils décroissent en raison directe du refroidissement, ce qui démontre bien que l'élasticité devient de moins en moins parfaite.

Lorsqu'un muscle a été ainsi refroidi, soit par l'application directe de glace, soit par l'intermédiaire de la circulation, l'effet de ce refroidissement persiste pendant un temps assez long, après que le muscle est soustrait à l'action du froid. Il est naturellement impossible de mesurer cet intervalle de temps qui doit d'ailleurs varier pour chaque degré du refroidissement. Lorsque le muscle a été couvert de glace, nous avons trouvé qu'il s'écoule toujours au moins une demi-heure avant qu'il ait regagné son élasticité normale.

En outre, plus la charge qu'avait à supporter le muscle à son maximum de refroidissement a été forte, plus la diminution d'élasticité causée par le froid est persistante,

En résumé, l'action du froid a surtout pour effet de rendre le muscle *plus faiblement* et *plus imparfaitement élastique*.

Il y a là d'ailleurs une analogie complète avec ce que l'on observe pour le caoutchouc non vulcanisé ; on sait en effet qu'en refroidissant un ruban de cette matière, après l'avoir allongé, on l'empêche de revenir à sa longueur initiale.

Influence de la chaleur. — On sait par les expériences de Cl. Bernard, qu'une grenouille meurt après quelques instants d'immersion dans l'eau à 39° ou 40°.

Les mouvements du cœur s'arrêtent et les muscles ne répondent bientôt plus aux excitations électriques, en outre, la rigidité cadavérique survient très promptement.

C'est aussi un fait connu de tous les physiologistes, que la chaleur peut provoquer la contraction musculaire et que le passage subit à une température élevée détermine des contractions.

Enfin on a démontré que la capacité du travail mécanique dn muscle diminue avec l'élévation de la température (Schmoulewitsch-Wundt.)

Ces expériences sur lesquelles nous reviendrons plus loin, suffisent à prouver que la chaleur modifie considérablement les propriétés du tissu musculaire,

Nous avons cherché, de notre côté, à déterminer les modifications que cet agent fait subir à l'élasticité musculaire.

Comme pour l'étude du froid, nous avons expérimenté tantôt avec une charge constante, tantôt en chargeant le muscle à différentes périodes de son échauffement.

Les températures inférieures à 36° ont été obtenues par la méthode de l'immersion du membre. Au-dessus de ce chiffre, nous avons été obligé de recourir à l'échauffement direct, aussi ne donnons-nous que comme approximatifs les degrés de la température au-delà de 36°.

Dans une première expérience, le muscle à 25° et sous charge de 25 grammes, s'est allongé de 21 mill. A 27°, toujours sous cette même charge de 25 grammes, l'allongement n'est plus que de 20 mill. 5 ; à 29°, de 20 mill. ; à 31°, de 19 mill. ; à 33°, de 15 mill. ; à 35°, de 9 mill. ; à 37°, le raccourcissement provoqué par la chaleur l'emporte sur l'effet de la charge, de telle sorte que le muscle est devenu de 1 mill. plus court qu'il ne l'était avant l'application de la charge. A 39°, le raccourcissement est de 17 mill. et enfin, à 41°, il atteint 44 mill.

Ainsi, en passant de 25°, à 41°, le muscle chargé d'un poids de 25 grammes, subit un raccourcissement égal à 65 mill. (raccourcissement réel, 0 m. 0065.)

Cet effet de la chaleur est encore bien plus apparente lorsque les charges ne sont appliquées qu'à certaines phases de l'échauffement.

La figure 3, montre cet antagonisme entre les allongements produits par les charges et le raccourcissement causé par la chaleur.

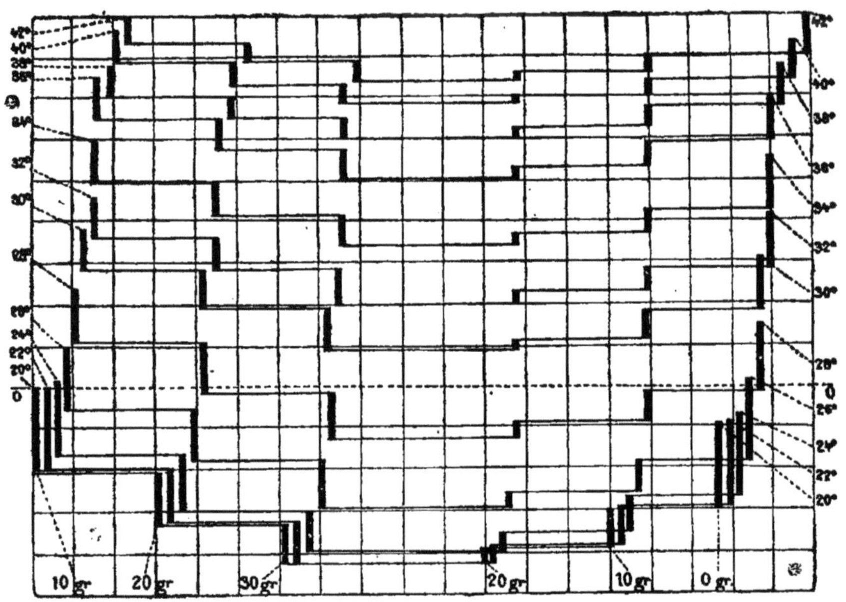

Figure 3.

Allongements et raccourcissements d'un muscle échauffé graduellement.

Chaque fois que la température a augmenté de 2°, nous avons fait un chargement de 10, puis 20, puis 30 grammes; nous avons ensuite déchargé le muscle par fractions de 10 grammes. Voici le relevé numérique de cette expérience :

A 20° 30 grammes ont produit un allongement de 21^{m}.

A 22° allongement de 21, raccourcissement causé par la chaleur 0

A 24°	allongement	21,	raccourcissement	1^{mm}
A 26	—	20,	—	5
A 28°	—	18,	—	11,5
A 30°	—	14,	—	18,5
A 32°	—	13,	—	23
A 34°	—	12,5	—	29,5
A 36°	—	12,5	—	37,5
A 38°	—	9,	—	38,5
A 40°	—	9,	—	43
A 42°	—	8,	—	45

On voit par l'examen de ces chiffres que plus la chaleur augmente, plus le muscle se raccourcit sous son influence, et moins il se laisse allonger par les charges. Il existe donc un rapport inverse entre l'extensibilité et l'élévation de la température ; en d'autres termes, *à mesure qu'un muscle s'échauffe, son elasticité devient plus forte.*

Nous trouvons encore une autre modification dans la manière dont se fait le retrait du muscle lorsqu'on enlève les poids qui le chargent. En effet, on voit sur la figure 3 que, à 20°, quand on a enlevé les 30 grammes de charge, le muscle n'est pas revenu complètement sur lui-même ; il est resté allongé d'environ 45 mill. 5. A mesure que la température s'élève, on voit diminuer l'écart qui existe entre les formes du muscle avant et après les charges ; ainsi à 30°, l'écart n'est plus que de 3 mill. A 34°, de 2 mill. *En s'échauffant, le muscle devient donc aussi plus parfaitement élastique.*

On peut encore voir sur la figure 3 que les allongements partiels, provoqués par chaque poids de 10 grammes, ne sont plus aussi inégaux lorsque la température est élevée. Tandis qu'à 20° les charges de 10, 20, 30 grammes avaient produit des allongements de 10 mill. 5, 16 mill. 5, 21 mill., nous voyons ces mêmes charges provoquer à 32° des allongements de 5 mill , 9 mill., 13 mill.; à 36°, 3 mill. 5, 6 mill. 5, 9 mill.; à 42°, 3 mill. 5, 6 mill., 8 mill.

Les allongements du muscle échauffé semblent donc beaucoup plus proportionnels aux charges, c'est-à-dire que le module de l'élasticité musculaire, pour une température élevée, se rapproche davantage du module de l'élasticité des corps inorganiques.

Il existe cependant un degré de chaleur pour lequel le muscle se laisse distendre plus facilement; son élasticité devient alors plus faible et très imparfaite. Mais nous devons ajouter que cet état est absolument momentané et qu'il précède immédiatement la rigidité complète du muscle. Il est très difficile de déterminer exactement à quel degré de température cet effet a lieu; d'abord parce que l'échauffement nécessaire à sa production ne peut être obtenu que par l'application directe de la chaleur sur le muscle (et nous savons qu'il est presque impossible dans ce cas de préciser la température intérieure du muscle); et ensuite, parce que cet effet est très fugitif, et qu'il faut faire un grand nombre d'expériences pour avoir la chance de charger le muscle au moment précis où la chaleur le rend moins élastique. Toutes les fois que nous avons pu obtenir ce phénomène, nous avons remarqué que, très rapidement après, le muscle devient rigide et que les mêmes charges ne le distendent plus que d'une quantité inappréciable.

Influence du dessèchement. — A l'état normal, le muscle possède un certain degré d'hydratation dont on ne peut l'écarter sous peine d'altérer sa composition et par conséquent de modifier ses propriétés.

Sous l'influence du dessèchement, le muscle se raccourcit et perd graduellement son extensibilité. Lorsqu'il est complètement desséché, il faut une force très considérable pour l'allonger; en outre, le muscle ainsi distendu revient très difficilement sur lui-même; son élasticité est très imparfaite.

La figure 4 fait voir quelle énorme différence il y a entre les allongements du muscle normal et ceux du muscle desséché pour des charges égales.

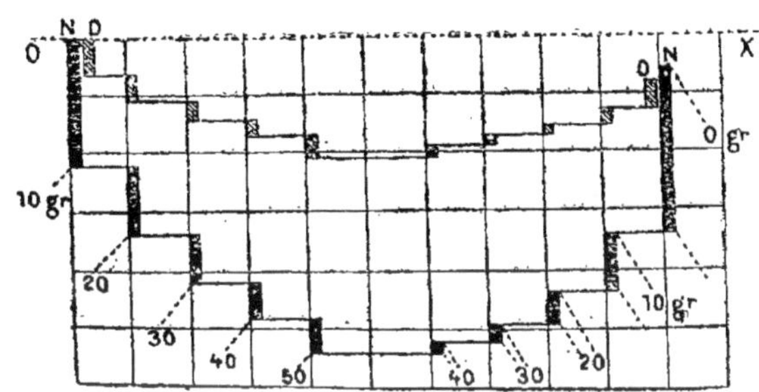

FIGURE 4.

Influence du dessèchement sur l'élasticité musculaire.

N, *N*, Allongements et raccourcissements du muscle normal.
D, *D*, Allongements et raccourcissements du muscle desséché.

Cette figure n'indique pas le raccourcissement subi par le muscle pendant son dessèchement parce qu'il s'est écoulé un intervalle de 24 heures entre les deux expériences, et que, pendant ce temps, l'appareil a été déplacé.

Quoi qu'il en soit, on voit que sous une charge de 50 grammes le muscle frais s'est allongé de 27 mill., et qu'après l'enlèvement des poids, il est revenu presque complètement à sa longueur primitive; il manque cependant encore 3 mill. parce que la limite d'élasticité a été légèrement dépassée et que l'action des charges a été prolongée.

Après cette première expérience, nous avons laissé la grenouille fixée sur la planchette et exposée à un courant d'air; la peau de la patte avait été enlevée, afin de rendre l'évaporation plus rapide.

Vingt-quatre heures après, le muscle était desséché, et le même poids de 50 grammes n'a produit qu'un allongement de 10 mill. 5. Et malgré cette faible distension, on voit que le muscle n'est revenu ensuite que très incomplètement sur lui-même.

Son élasticité est donc à la fois plus forte et plus imparfaite.

Influence de l'arrêt de la circulation. — Lorsqu'on expérimente sur de grands animaux tels que le chien, le chat, le lapin, il est facile d'anémier un muscle en jetant une ligature sur son artère, ou mieux en injectant des poudres inertes dans les vaisseaux, comme l'a indiqué M. le professeur Vulpian.

Ces moyens ne sont pas applicables chez la grenouille, à cause de la petitesse de ses artères ; il faut donc, pour anémier un muscle de grenouille, recourir à d'autres procédés qui ne présentent pas tous les mêmes avantages.

Dans ses expériences sur le curare, Cl. Bernard plaçait une ligature enserrant la racine du membre ; tous les tissus, à l'exception du nerf que l'on isole, se trouvent ainsi comprimés et l'arrêt de la circulation est aussi complet que possible. Cette méthode a un inconvénient : les muscles de la cuisse étranglés par la ligature se raccourcissent et fléchissent fortement la jambe de l'animal. Il en résulte un déplacement considérable du levier, et les rapports des courbes tracées par lui se trouvent complètement changés.

On pourrait encore, au lieu de cette ligature en masse, placer un lien sur l'artère principale du membre ; mais en opérant ainsi on ne se met pas à l'abri de la circulation collatérale.

Il existe un moyen plus sûr de produire rapidement l'anémie ; seulement il a le désavantage de causer la mort de l'animal : c'est la section du cœur.

Si l'on ne veut pas se résoudre à sacrifier immédiatement la grenouille, on peut jeter une ligature sur l'aorte, au dessus de sa bifurcation. De cette façon, la circulation continue à se faire dans la partie supérieure du corps et la mort n'arrive qu'assez longtemps après l'opération.

C'est à ce moyen que nous avons eu recours dans nos expériences. Un fil est passé sous l'aorte, et la ligature peut être faite à un moment quelconque de l'expérience sans provoquer de mouvement qui vienne modifier la position du levier inscripteur.

Wundt a démontré que « la ligature des artères d'un « muscle amène très rapidement une diminution de l'exten-« sibilité qui, peu à peu, se transforme en véritable raideur. » Nous regrettons que Wundt n'ait pas précisé davantage l'espace de temps nécessaire à la perte de l'extensibilité.

De son côté, M. le professeur Brown-Séquard est parvenu à faire disparaître cette raideur en injectant du sang artériel dans les vaisseaux. La même injection faite sur un animal récemment mort retarde l'apparition de la raideur cadavérique. Mais si le muscle est mort depuis quelque temps, il faut, pour que l'expérience réussisse, faire précéder l'injection du sang artériel d'une solution de sel marin destinée à dissoudre les albuminoïdes coagulés : myosine, syntonine (Kühne).

En même temps qu'il se raidit, le muscle anémié devient donc moins extensible (plus fortement élastique), et, dans le cas de raideur cadavérique surtout, l'élasticité est très imparfaite.

Chez le muscle anémié depuis peu, et chez lequel la coagulation n'a pas encore eu lieu, ces modifications de l'élasticité sont à peine marquées. Il faut même quelquefois un temps assez considérable (plusieurs heures chez la grenouille) pour que le raccourcissement se montre d'une façon notable.

Nos expériences ont été faites sur des muscles anémiés depuis quelques minutes seulement ; car nous tenions surtout à constater les modifications qui ont lieu dans les premières périodes de l'anémie.

Un quart d'heure après la ligature de l'aorte les allongements du muscle sont exactement semblables à ceux obtenus avant l'arrêt de la circulation ; le retour du muscle à sa forme normale est aussi parfait.

Il en est de même si, au lieu de l'aorte on fait la section du cœur. Pendant la première demi-heure, on n'observe aucun changement dans l'état de l'élasticité.

Ce n'est que lorsque l'altération de la substance musculaire a provoqué un commencement de raideur que l'on voit le muscle résister davantage à la traction opérée par les charges, son élasticité devient alors moins parfaite.

Nous n'insisterons pas davantage sur ces phénomènes pour le moment ; nous nous réservons d'en faire ressortir l'importance lorsque nous discuterons les rapports de l'élasticité avec la contractilité.

Influence de la section du nerf de date ancienne. — Les modifications causées par la section des nerfs sont de deux ordres :

Les unes font immédiatement suite à la section et rentrent dans l'étude du muscle actif ;

Les autres n'apparaissent qu'un certain temps après la section ; c'est de ces dernières seules que nous allons nous occuper pour le moment.

Les effets de la section du nerf ont surtout été étudiés au point de vue de la contractilité ; nous aurons occasion de revenir sur ce sujet.

Broondgest et Liégeois, dans leurs expériences bien connues, ont cherché à déterminer l'influence de l'innervation sur la tonicité.

Quant à ce qui regarde l'élasticité même, nous ne trouvons guère qu'une expérience d'Heidenhain qui s'y rapporte directement ; et encore doit-elle être rangée parmi les effets immédiats de la section nerveuse. Nous la décrirons donc seulement dans le chapitre suivant.

Voici maintenant les résultats auxquels nous sommes arrivé de notre côté.

La figure 5 est la représentation graphique de l'une de nos expériences.

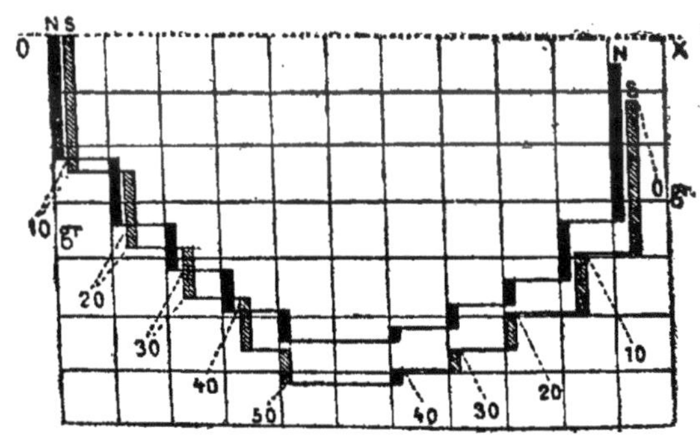

Figure 5.

Influence de la section du nerf (datant de quatre jours) sur l'élasticité musculaire.

N, *N*, Allongements et raccourcissements du muscle normal.

S, S, Allongements et raccourcissements du muscle dont le nerf est sectionné depuis quatre jours.

Nous commençons par déterminer les allongements d'un muscle frais pour des charges graduellement croissantes. Sur la figure on voit que sous une charge totale de 50 grammes le muscle s'est allongé de 27 mill.

La grenouille est ensuite détachée de sa planchette, puis

nous sectionnons le nerf du membre en expérience, et nous plaçons l'animal dans un grand cristallisoir que l'on expose à une atmosphère humide et fraîche.

Après plusieurs jours (4 jours dans l'expérience rapportée ici), la grenouille est de nouveau disposée sur le myographe, et le muscle correspondant au nerf sectionné attaché au levier. Toutes les précautions sont prises pour que cette seconde expérience soit faite dans les mêmes conditions que la première, c'est-à-dire, même flexion de la patte sur la jambe et de la jambe sur la cuisse, même longueur de fil entre le levier et le tendon, même température, etc.

On soumet alors le muscle aux mêmes charges, et le tracé ainsi obtenu est rapporté à côté du premier, sur la même feuille de papier millimétrique. On place sur le même niveau (ligne 0) les positions du levier correspondant à 0 charge.

On voit ainsi que dès les premières charges de 10 grammes, le muscle dont le nerf est sectionné s'allonge plus qu'il ne le faisait avant la section. Pour la charge totale de 50 grammes l'allongement définitif est de 31 mill. au lieu de 27 mill. En outre, chacun des allongements partiels est plus considérable que ceux produits par les mêmes charges dans la première expérience. Enfin on voit aussi que le muscle revient beaucoup moins complètement sur lui-même lorsqu'on enlève les charges.

Quatre jours après la section du nerf, le muscle est donc devenu plus faiblement et plus imparfaitement élastique.

On sait qu'il est très difficile de conserver vivantes pendant longtemps des grenouilles qui ont subi la section du nerf sciatique. D'un autre côté, pour avoir des résultats exacts, nous étions obligé d'opérer sur le même animal et sur le même muscle, avant et après la section. Cependant, plusieurs fois nous avons pu expérimenter 8 et 12 jours après que le nerf avait été coupé.

Les résultats ont été à peu près les mêmes, c'est-à-dire que l'élasticité était plus faible et plus imparfaite ; mais le plus grand nombre de jours écoulés depuis la section ne paraissait pas avoir apporté une grande différence dans le degré de ces modifications.

Il est probable qu'au bout de quatre jours l'altération du muscle ou tout au moins les troubles apportés dans sa circulation sont suffisants pour produire des effets marqués ; mais pour que ces effets fussent augmentés dans une proportion considérable il faudrait une altération beaucoup plus profonde de la composition du muscle, c'est-à-dire un intervalle de temps beaucoup plus grand entre la section du nerf et l'expérimentation.

Influence des poisons (curare et vératrine). — L'effet de poisons musculaires n'a guère été étudié qu'au point de vue de la contractilité. Il nous a paru intéressant de rechercher les modifications qu'ils pouvaient faire subir à l'élasticité du muscle.

Mais il faut distinguer parmi ces poisons ceux qui agissent par l'intermédiaire de la circulation et ceux qui, déposés directement sur le muscle, modifient son tissu par la destruction des éléments anatomiques (Laborde), ou par la coagulation des albuminoïdes. Nous n'insisterons pas sur cette dernière classe de poisons ; leur étude est plutôt du ressort de la chimie et de l'anatomie pathologique.

Parmi les agents toxiques qui modifient les propriétés des muscles par l'intermédiaire de la circulation, deux surtout méritent d'être étudiés plus spécialement : la *vératrine* et le *curare*.

Le premier de ces poisons est depuis longtemps connu comme un type de poison musculaire. Quant au second, depuis les célèbres expériences de Cl. Bernard, il a toujours été indiqué comme agissant uniquement sur l'élément nerveux en un point, non encore déterminé, de sa jonction avec le muscle. Cependant, dans ces dernières années, quelques physiologistes, et plus particulièrement Valentin et Rosenthal, ont vu une diminution de l'excitabilité musculaire se produire sous l'influence du curare. Nous-même avons repris l'étude de ce poison et nous donnons plus loin les résultats de nos recherches.

Si le curare agit sur l'excitabilité musculaire, il n'est donc pas inadmissible *a priori* qu'il puisse aussi modifier son élasticité : selon nous cette modification devait exister. Il a jusqu'ici été impossible, il est vrai, de découvrir dans le muscle curarisé une altération histologique capable d'expliquer son action ; mais on n'a pas davantage découvert de lésion dans le muscle empoisonné par la vératrine et cependant personne ne met en doute l'effet de ce poison.

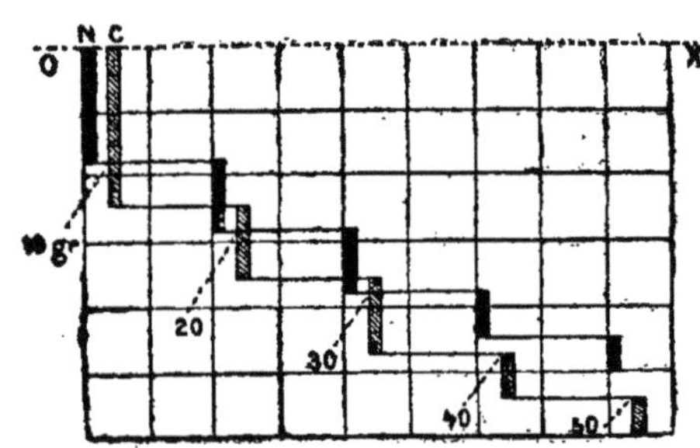

FIGURE 6.

Influence du curare sur l'élasticité musculaire.

N, Allongements du muscle sain.
C, Allongements du muscle curarisé.

Mais, ainsi que nous espérons le démontrer en terminant ce travail, il existe un rapport si direct entre les modifications de l'élasticité et celles de la contractilité sous l'influence des mêmes agents, que nous étions en droit de supposer que, du moment où le curare modifie l'excitabilité musculaire, l'élasticité doit elle-même être influencée dans le même sens.

L'expérience nous a d'ailleurs pleinement donné raison. Nous ajouterons qu'en présence de ce fait si nouveau, nous avons cru prudent de répéter un grand nombre de fois ces expériences ; toutes ont parlé dans le même sens.

La figure 6 retrace l'une des ces expériences.

L'animal a été empoisonné par une forte dose de curare introduite sous la peau du dos. L'expérience a été faite lorsque la curarisation était complète et que le nerf de l'autre membre ne répondait plus aux excitations d'un courant induit très fort.

On voit combien le muscle empoisonné est devenu plus extensible : la comparaison de ces allongements traduits en chiffres donnera une idée encore plus nette de cette différence.

Charge en grammes.	Allongements en millimètres.	
	Muscle sain.	Muscle curarisé.
10	9	12
20	14,5	18
30	19	23,5
40	22,5	27
50	25,5	30

L'action du curare est donc bien évidente ; *ce poison rend le muscle beaucoup plus faiblement élastique.*

La figure 6 n'indique pas comment se fait le retrait du muscle ; mais dans toutes nos expériences, nous avons trouvé que même pour des charges très faibles, *le muscle curarisé est devenu imparfaitement élastique.*

Les effets de la *vératrine* sont plus complexes que ceux du curare. L'empoisonnement présente deux phases bien distinctes qu'il est facile de reconnaître sans le secours des appareils enregistreurs. Dans une première période qui correspond à l'accroissement de l'excitabilité, le muscle se raccourcit peu à peu, souvent même par saccades. Il est agité par de petites contractions fibrillaires qui se changent facilement en tétanos à la moindre excitation. Quelquefois même il y a des secousses spontanées plus amples et plus prolongées que les secousses du muscle sain.

Malgré cet accroissement de l'excitabilité le muscle vératriné s'épuise très rapidement ; son raccourcissement diminue alors peu à peu et si la dose de poison a été considérable, la mort survient promptement et l'excitabilité disparaît plus vite que chez l'animal non vératriné.

Les modifications de l'élasticité sont parfaitement en rapport avec ces variations d'aspect du muscle vératriné.

Dans la période de raccourcissement et d'accroissement de l'excitabilité *le muscle* est *beaucoup moins* extensible ; il devient en même temps *plus parfaitement élastique*, c'est à dire que, lors même qu'il a été distendu par des poids assez forts, il revient plus complètement et plus rapidement à sa forme primitive ; sa limite d'élasticité se trouve reculée.

Mais il faut éviter dans ces expériences de placer brusquement les poids sur le plateau des charges ; car cette seule traction subite suffirait pour provoquer des secousses dont l'effet modifierait les résultats.

Lors de l'épuisement, au contraire, le muscle devient plus extensible et moins parfaitement élastique. Quelquefois même cette diminution de sa force élastique apparaît alors que le raccourcissement existe encore ; mais la première charge suffit alors pour faire disparaître définitivement ce raccourcissement, et lorsque cette charge est enlevée, le muscle reste toujours plus allongé qu'il ne l'était auparavant.

En somme, la vératrine rend le muscle d'abord plus fortement et plus parfaitement élastique, puis, à mesure que l'empoisonnement se prononce, le muscle devient plus faiblement et moins parfaitement élastique.

CHAPITRE IV.

MODIFICATIONS DE L'ÉLASTICITÉ DU MUSCLE ACTIF OU EXCITÉ.

Influence d'une excitation unique. — Helmholtz a distingué trois périodes dans la secousse musculaire.

Une première, appelée *pause* (temps perdu — excitation latente);

Une deuxième, la période *de contraction* (période d'énergie croissante) pendant laquelle a lieu le raccourcissement du muscle ;

Une troisième, la période de *relâchement* (période d'énergie décroissante) qui correspond au retour du muscle à sa longueur primitive.

Cette définition de la secousse est exacte, si l'on considère un muscle attaché au squelette par ses deux extrémités, ou bien, tendu par un certain poids.

Mais détachons le tendon d'un gastrocnémien de grenouille, et laissons-le libre ; lors de l'excitation, un raccourcissement subit aura lieu (période de contraction) ; mais le muscle restera raccourci et il faudra exercer une traction plus ou moins forte pour le ramener à sa longueur primitive. Le troisième temps de la secousse (période de relâchement) a donc disparu.

Ce phénomène deviendra encore bien plus visible, si au lieu de laisser libre le tendon du gastrocnémien, nous l'attachons à un levier très léger; celui-ci sera entraîné brusquement lors du raccourcissement du muscle, et restera ensuite à une certaine distance au-dessus de l'abscisse.

M. le professeur Ranvier se sert de plusieurs termes pour désigner cet état du muscle qui vient de subir une excitation. Ainsi, il dit d'abord que la *décontraction* ne se fait pas ; puis il assimile ce raccourcissement à une « *sorte de tétanos* » provoqué par une excitation unique ; enfin, après avoir remarqué que dans quelques cas un certain degré de raccourcissement continue à s'effectuer après le premier raccourcissement subit, il voit dans ce fait une manifestation du tonus musculaire, et appelle *contraction tonique* le raccourcissement permanent qui fait suite à l'excitation.

D'après M. Ranvier, cette contraction tonique serait une propriété exclusivement musculaire et indépendante du système nerveux ; elle sert de base à sa théorie des mouvements rythmiques du muscle cardiaque.

Nous verrons tout à l'heure quelles objections on peut opposer à cette manière de voir. Disons seulement dès maintenant que, pour obtenir la contraction tonique, il n'est pas nécessaire de porter l'excitation directement sur le muscle, l'excitation du nerf amène exactement le même résultat et avec des courants beaucoup moins intenses.

M. Ch. Richet a également observé ce phénomène en expérimentant sur des muscles d'écrevisses ; et, comme il avait remarqué qu'après une première excitation les secousses suivantes étaient de plus en plus grandes, il en a conclu que l'excitation primitive met le muscle dans un état de *contraction latente* qui lui permet de réagir plus fortement aux excitations suivantes.

Nos expériences personnelles nous conduisent à envisager la question sons un autre point de vue.

Une grenouille étant fixée sur le myographe décrit précédemment, et le gastrocnémien n'ayant à supporter aucune charge, on excite ce muscle au moyen d'un courant induit de rupture de faible intensité.

Le levier est brusquement déplacé, puis retombe presque aussitôt, sans toutefois revenir sur l'abscisse. Augmentons l'intensité du courant; la secousse sera plus forte et plus grande aussi sera la distance qui sépare l'abcisse de la nouvelle position du levier après la secousse.

Par conséquent, plus l'excitation est forte, plus le raccourcissement musculaire est grand, aussi bien le raccourcissement brusque que celui qui persiste après la secousse, et que pour le moment nous nommerons raccourcissement secondaire.

Chargeons maintenant le muscle d'un poids de 5 grammes. Cette charge aura peu d'effet sur la hauteur de la secousse, mais le raccourcissement secondaire sera moins grand et le levier se rapprochera davantage de l'abscisse.

En augmentant progressivement la charge du muscle, nous trouverons un certain poids pour lequel le raccourcissement consécutif à la secousse sera nul. Ce poids fait donc exactement équilibre à la force (quelle qu'en soit la nature) qui maintient le muscle raccourci après une excitation.

Or, dans les nombreuses expériences que nous avons faites à ce sujet, nous avons toujours trouvé que pour une excitation d'intensité moyenne (10 ou 12 degrés de la bobine du Bois Reymond) le raccourcissement secondaire disparaît sous une traction variant entre 8 et 12 grammes.

Si, le muscle étant sous charge de 5 grammes seulement, nous faisons varier l'intensité de l'excitation, nous voyons que le raccourcissement secondaire est encore proportionnel à l'intensité de l'excitation, comme lorsque le muscle était sans charge aucune.

Mettons maintenant une charge plus forte, 40 grammes

par exemple. Le levier, après la secousse, retombera sur l'abscisse ; si nous enlevons la charge, nous verrons le raccourcissement secondaire se produire, bien que la secousse soit déjà terminée depuis quelque temps ; le levier remontera au dessus de l'abscisse et prendra la position qu'il aurait eue d'abord, si le muscle n'avait pas été chargé.

Enfin, si nous portons l'excitation non plus sur le muscle même, mais sur son nerf, le raccourcissement secondaire se produit encore, avec cette différence que des excitation très faibles amènent l'effet qui n'était obtenu tout à l'heure qu'avec un courant plus intense.

La conclusion de tout ceci, c'est que le muscle qui vient d'être excité directement ou par l'intermédiaire de son nerf reste raccourci, si rien ne s'oppose à ce raccourcissement ; dans le cas contraire, il se raccourcit dès que l'obstacle est enlevé. L'excitation lui donne donc une forme nouvelle qui doit correspondre à une modification de ses propriétés.

Il nous reste à rechercher quelle est celle des propriétés du muscle qui se trouve ainsi modifiée par l'excitation.

D'après M. le professeur Ranvier, la contractilité et l'élasticité musculaires sont indépendantes l'une de l'autre ; la première appartient aux disques épais, la seconde est une propriété des bandes claires. Or, pour cet observateur, la contractilité seule peut être modifiée, l'élasticité reste toujours la même : « En même temps que cette dernière (la contractilité) diminue d'intensité, l'élasticité du muscle reste constante et tend de plus en plus à prendre dans les phénomènes observés une influence prépondérante. Ainsi s'explique l'augmentation de la durée des secousses fournies par un muscle fatigué ou refroidi, dans lequel l'élasticité demeurée constante arrive à jouer un rôle prépondérant » (1).

(1) Ranvier. Leçons faites au Collège de France. Progrès médical de 1877, p. 543.

Il nous semble difficile d'admettre que l'élasticité musculaire reste toujours constante ; nous avons vu précédemment que le froid, la chaleur, le desséchement, etc., modifient très sensiblement l'élasticité du muscle non excité.

C'est donc déjà une première objection que nous ferons à la théorie de M. Ranvier. En second lieu, pour que le muscle excité restât raccourci (contraction tonique), il faudrait d'après M. Ranvier, que la contractilité l'emportât sur l'élasticité qui, elle resterait invariable. Or, si nous excitons avec un courant de même intensité un muscle chargé de poids de plus en plus forts, nous verrons que le raccourcissement secondaire diminuera à mesure que les secousses montreront d'abord une certaine augmentation dans leur hauteur puis une diminution graduelle.

Enfin M. Ranvier admet que « l'on peut dans certaines circonstances déterminer le tétanos électrique dans le gastrocnémien de la grenouille à l'aide d'une seule excitation produite par la rupture du courant s'il est un peu fort ». C'est à ce tétanos qu'il donne ensuite le nom de contraction tonique. Cette opinion, on le voit est absolument opposée à la théorie de la fusion des secousses soutenue par Weber, Helmholtz et M. le professur Marey.

D'un autre côté si ce raccourcissement musculaire était le résultat d'un tétanos, il ne pourrait avoir qu'une durée assez limitée; la fatigue ne tarderait pas à produire son effet. Or, dans toutes nos expériences, nous avons vu le raccourcissement secondaire persister au même degré pendant un temps fort long, une demi-heure, une heure et plus. Une traction seule pouvait ramener le muscle à sa longueur primitive. Il est peu probable qu'un muscle puisse rester aussi longtemps au même degré de tétanisation.

Nous n'hésitons pas à croire qu'il faut voir dans le raccourcissement secondaire une modification non pas de la contractilité mais bien de l'élasticité; ou plutôt, pour ne pas séparer ces deux propriétés, nous dirons que *le muscle excité prend une force élastique nouvelle.*

En somme, c'est jusqu'à un certain point, la conclusion que l'on peut tirer des travaux de M. le professeur Ranvier, puisque cet auteur admet que l'élasticité peut devenir prépondérante; seulement il voit dans ce fait un changement dans le rapport de deux forces, tandis que nous croyons pouvoir le considérer comme la modification d'une force unique, l'élasticité.

L'étude des allongements musculaires pour des charges croissantes va du reste nous en donner une nouvelle preuve

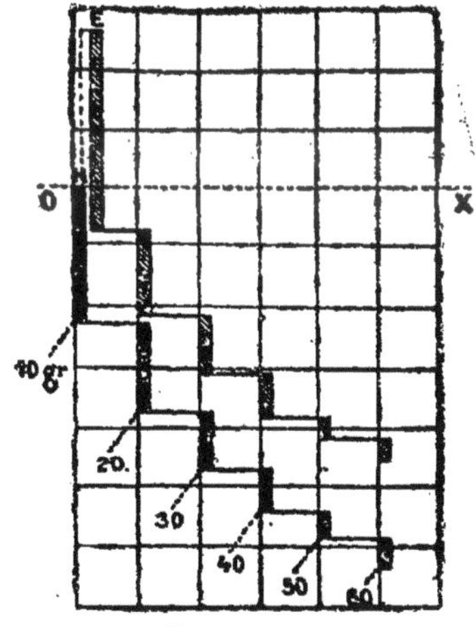

FIGURE 7.

Influence d'une excitation unique.

N, Allongements du muscle normal.
E, Allongements du muscle excité.

La grenouille étant disposée comme pour les expériences précédentes, on commence par déterminer les allongements du muscle non excité pour des charges graduellement croissantes. (Trait plein de la fig. 7.)

60 grammes produisent un allongement total 32 mil. Les poids une fois enlevés, le muscle est laissé au repos pendant un certain temps, pour lui permettre de regagner complètement sa forme primitive.

On l'excite ensuite par un courant induit de rupture. (12° de la bobine D. B. R.)

Aussitôt la secousse effectuée, le muscle dont rien ne sollicite l'allongement reste raccourci. Le levier est écarté de l'abscisse de 13 mil. On applique alors les mêmes charges qu'avant l'excitation. (Trait haché de la fig. 7.) La première charge de 10 grammes fait disparaître le raccourcissement secondaire, mais produit un allongement réel beaucoup moindre que celui qui avait été provoqué par la même charge avant l'excitation ; en effet le levier ne descend que de 4 mil. au-dessous de l'abscisse.

Tous les autres allongements partiels sont également moindres que ceux de l'expérience précédente et l'allongement total pour 60 grammes n'atteint plus que 22 mil., 5 au lieu de 32 mil.

Cette expérience prouve suffisamment qu'un muscle qui a été excité se laisse moins allonger que celui qui est au repos.

La seule objection que l'on pourrait faire à cette conclusion, c'est que l'allongement produit par la première charge de 10 grammes paraît plus grand chez le muscle excité.

Mais il faut considérer que cet allongement est en grande partie formé aux dépens du raccourcissement qui a suivi la secousse ; ce n'est qu'une valeur relative. Pour avoir la valeur absolue, il faut tenir compte de ce raccourcissement et comparer les allongements en prenant un même point de départ, qui, dans le cas actuel, sera la longueur du muscle non excité et sans charge. Cette longueur initiale est indiquée par l'abscisse x y. Tous les allongements situés au-dessous de cette abscisse sont des allongements réels ; ceux au contraire, qui se trouvent au-dessus de l'abscisse se confondent avec le raccourcissement secondaire.

Ainsi dans la fig. 7, le muscle excité qui paraît s'être allongé de 17 mil. pour une charge de 10 grammes, n'a fourni en réalité qu'un allongement beaucoup moindre, une partie de cet allongement représentant le retour du muscle à sa forme première.

Il est facile, d'ailleurs, de prouver que l'allongement relativement plus grand qui est obtenu sur le muscle excité n'est formé dans sa plus grande partie qu'aux dépens du raccourcissement. En effet, si la pointe du levier étant sur l'abscisse x y, nous l'y maintenons au moyen d'une petite cheville placée à côté de lui sur le myographe, le raccourcissement du muscle ne pourra avoir lieu lors de l'excitation : si nous chargeons le muscle après qu'il a subi l'excitation, nous voyons qu'il s'allonge d'une quantité moindre pour une même charge, que le muscle qui n'a pas été excité. Ce qui prouve en outre, que c'est bien l'excitation et non la contraction qui fait varier l'état de l'élasticité.

On peut obtenir le même résultat en opérant d'une autre manière ; supposons qu'après la secousse le muscle reste raccourci de 10 mil., nous ferons disparaître ce raccourcissement par une certaine charge, 8 ou 10 grammes par exemple, qui le ramèneront à sa longueur normale. Une fois ce point atteint, si nous le chargeons de 10 grammes, son allongement sera moindre que celui produit par la même charge de 10 grammes sur le muscle au repos.

En résumé, toutes les fois qu'un muscle sans charge a été excité, il reste dans un certain état de raccourcissement proportionnel à l'intensité de l'excitation. Les premières charges auxquelles on le soumet ensuite commencent par faire disparaître ce raccourcissement avant de produire un allongement réel ; quant à cet allongement réel, il est moindre, à charges égales, que celui du muscle non excité.

Nous pouvons en conclure qu'*un muscle qui vient d'être excité prend une force élastique nouvelle, plus grande que celle qu'il avait avant l'excitation.*

Influence d'une série d'excitations. — Au lieu d'une excitation unique, envoyons sur le muscle ou sur son nerf une série d'excitations induites à des intervalles d'une seconde.

L'effet obtenu sera une série de raccourcissements secondaires qui s'ajouteront pour produire un raccourcissement maximum ; celui-ci restera le même jusqu'à production de fatigue.

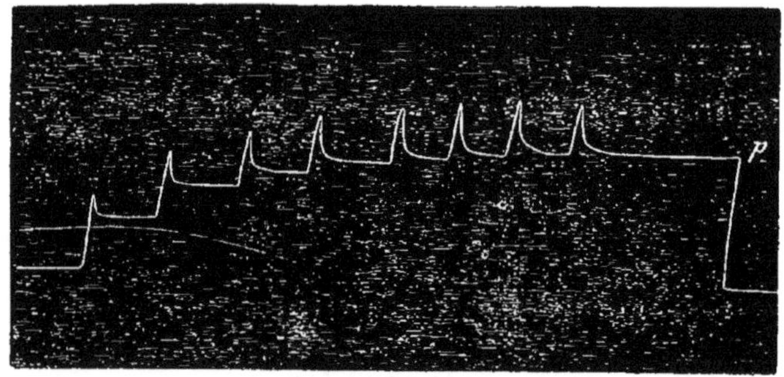

FIGURE 8.

Montrant le raccourcissement progressif d'un muscle soumis à une série d'excitations faibles.

En *p*, application d'une charge de 20 grammes.

La figure 8 représente cette expérience. Le muscle était sous charge de 6 grammes seulement, Chaque excitation a été faite avec la bobine glissée jusqu'au n° 12. On voit qu'après chacune de ces excitations, le muscle est resté raccourci d'une quantité plus grande et que son maximum de raccourcissement n'a été atteint qu'après la septième excitation.

Une charge de 20 grammes appliquée à ce moment a déterminé un allongement de 14 mil. Mais ce n'est pas là un allongement réel, puisqu'il est en grande partie formé aux dépens du raccourcissement qui avait atteint 12 mil. Or, la moyenne des allongements provoqués par une charge de 20 grammes sur un muscle non excité est d'environ 18 mil.

Dans le cas actuel, le muscle est donc devenu moins extensible. Il est même plus fortement élastique après ces huit excitations qu'il ne l'était après une seule secoussse. Sa plus grande force élastique correspond à son maximum de raccourcissement.

Mais ce maximum de raccourcissement peut être obtenu avec une seule excitation, pourvu que celui-ci soit très intense.

Glissons la bobine jusqu'au n° 5. La rupture du courant détermine une première secousse très ample, et les excitations

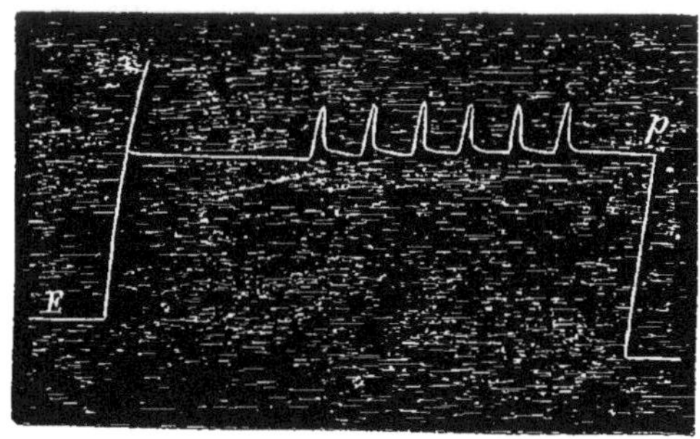

FIGURE 9.

Montrant le racconrcissement immédiat d'un muscle soumis à une série d'excitations fortes.

E, Première excitation.

p, Application d'une charge de 20 grammes.

consécutives ne modifient pas le raccourcissement obtenu du premier coup. La même charge de 20 grammes provoque un allongement de 16 mil. dans l'estimation duquel il faut tenir compte du raccourcissement qui est de 12 mil.

Si nous opérons sur un muscle absolument sans charge et avec des excitations très-faibles (18° de la bobine de B. R.), le maximum de raccourcissement ne sera atteint qu'après un nombre beaucoup plus considérable de secousses.

Ainsi, dans une de nos expériences, le muscle s'est raccourci de :

7,5	après	la 1re	excitation.
15,5	après	30	excitations.
21,5	—	60	—
23,5	—	90	—
25	—	120	—

Après 150 excitations, le raccourcissement a commencé à diminuer sous l'influence de la fatigue. Si nous avions poursuivi l'expérience, il est évident que nous aurions vu le levier se rapprocher peu à peu de l'abscisse, à mesure que la fatigue eût rendu le muscle plus extensible.

L'effet de plusieurs excitations se succédant à intervalles d'une seconde est donc un accroissement de la force élastique du muscle, et la limite de cet accroissement correspond au maximum de raccourcissement du muscle.

Influence du tétanos électrique. — Nous venons de montrer qu'une excitation unique et une série d'excitations augmentent la force élastique du muscle ; nous allons voir maintenant que cet accroissement est encore plus considérable pendant le tétanos électrique.

Mais ici nous nous trouvons tellement en contradiction avec les opinions de Weber, Volkman, Küss, etc., que nous croyons utile de rappeler brièvement les théories de ces physiologistes (1).

(1) Afin d'éviter les erreurs personnelles dans l'interprétation des auteurs allemands nous empruntons la plus grande partie de nos renseignements aux ouvrages de Wundt, Beaunis et Küss.

Weber employa deux méthodes pour démontrer que l'élasticité du muscle est diminué :

« Il construisit avec des fibres musculaires une sorte de balance de torsion analogue à la balance de Coulomb, et il vit que les oscillations de l'aiguille étaient plus rapides pour le muscle au repos que pour le muscle actif. » (Beaunis.)

Dans une autre série d'expériences, « il arriva au même résultat en tétanisant un muscle hyoglosse de grenouille chargé de différents poids, et en comparant le degré de raccourcissement avec les allongements déterminés par les mêmes poids sur ces mêmes muscles au repos, il trouva ainsi que, par exemple, la différence des hauteurs était bien plus considérable avec 1 et 2 grammes que celle que l'on observait dans l'extension produite par les mêmes poids sur ces muscles au repos. Weber envisagea ces modifications de l'élasticité comme un phénomène dépendant de l'état d'activité musculaire et crut que la force élastique était identique à la force de contraction. » (Wundt.)

Ces conclusions furent d'abord combattues par Volkman qui reprocha à Weber de n'avoir pas assez tenu compte de l'influence de la fatigue. Au lieu de faire porter au muscle un certain poids pendant toute la durée de la contraction, il ne le lui appliqua que pendant son dernier stade ; le raccourcissement était alors bien plus grand parce que la fatigue était moindre,

Toutefois, les expériences de Volkman étant faite, non pas avec des courants tétanisants mais avec des excitations isolées, le résultat n'était plus entièrement comparable à ceux de Weber.

On peut encore objecter aux expériences de Weber que l'application de la charge avant la tétanisation provoque d'abord un allongement du muscle, avant que celui-ci soulève la charge, et qu'il faut tenir compte de cet allongement dans l'évaluation du raccourcissement tétanique.

Wundt n'admet pas la théorie de Weber : « j'ai prouvé, dit-il, en empêchant par surcharge un muscle de se contracter que la diminution de l'élasticité musculaire ne dépend pas de l'état d'activité, mais seulement du raccourcissement du muscle. Si la diminution d'élasticité dépendait de l'état d'activité, il aurait fallu, dans mon expérience, qu'au moment de l'excitation il survînt un allongement du muscle ; son élasticité eût en effet été diminuée, ce qui ne s'est jamais présenté. »

Plus loin, Wundt ajoute que la diminution d'élasticité doit être rapportée « à la compression que le muscle exerce sur lui-même pendant son raccourcissement. »

D'un autre côté, Donders et Van Mansveldt, dans leurs expériences sur le biceps et le brachial antérieur de l'homme sain, sont arrivés aux conclusions suivantes :

1° L'allongement du muscle est dans certaines limites proportionnel aux poids.

2° Le coefficient d'élasticité est à peu près le même aux différents degrés de la contraction.

3° La fatigue du muscle diminue le coefficient de son élasticité (c'est-à-dire augmente son extensibilité.)

Küss, comme nous l'avons déjà vu, admet deux formes naturelles du muscle ; une forme n° 1 dans laquelle il est à l'état de repos ; une forme n° 2 dans laquelle il est contracté. Or, dans la forme n° 2, le muscle serait plus faiblement et moins parfaitement élastique que dans la forme n° 1. Le passage d'une forme à l'autre, c'est-à-dire du repos à l'activité, correspond donc à une modification de l'état élastique du muscle, et pour Küss comme Weber, cette modification équivaut à une diminution.

En somme, on voit que les physiologistes ne sont pas d'accord sur l'état de l'élasticité du muscle actif et nous croyons que ces divergences d'opinions sont dues à ce que, dans les expériences, on considère les allongements musculaires sans tenir compte du raccourcissement produit par le tétanos.

En effet, si un muscle tétanisé se raccourcit de 20 mill., par exemple, et qu'une certaine charge provoque alors un allongement de 15 mill., il ne faudra pas en conclure que ce muscle est devenu plus extensible que le muscle au repos qui, pour une même charge, ne s'allonge que de 10 mill. Si on fait la part du raccourcissement, on voit que non seulement cette charge ne produit pas un allongement réel plus grand, mais qu'elle est même ordinairement insuffisante à ramener le muscle à sa longueur primitive.

M. le professeur Marey a d'ailleurs démontré que l'allongement du muscle tétanisé « est en grande partie formé aux dépens du raccourcissement tétanique, de telle sorte que, dans les tracés, la partie la plus basse de la courbe du muscle tétanisé est encore très sensiblement au-dessus de la courbe obtenue sur le muscle au repos. »

L'évaluation des allongements doit donc se faire ici comme pour le cas d'une excitation isolée ou d'une série d'excitations.

La figure théorique suivante fera comprendre comment on doit envisager ces allongements en apparence plus grands, que l'on obtient sur un muscle tétanisé.

1, représente la longueur du muscle au repos et sans charge; cette longueur est égale à ac.

En 2, le muscle est chargé d'un poids x, il s'allonge alors d'une quantité ce. Sa nouvelle longueur est donc $ae = ac + ce$.

En 3, la charge est enlevée et le muscle soumis au courant tétanisant. Il prend alors la longueur $ab = ac - bc$; bc étant le raccourcissement provoqué par l'excitation.

Enfin en 4, on charge le muscle tétanisé du même poids x. Il prend alors la nouvelle longueur $ad = ab + bc + cd$.

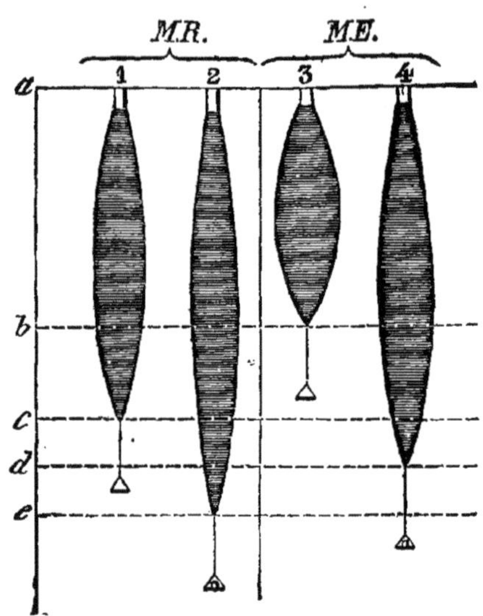

FIGURE 10.

Allongements du muscle au repos *MR*, et du muscle tétanisé *ME*.

1. Longueur du muscle normal au repos.
2. Allongement du muscle au repos sous l'influence d'une charge x.
3. Longueur du muscle tétanisé, sans charge.
4. Allongement du muscle tétanisé sous l'influence de la même charge x.

L'allongement produit par le poids x est égal à bd et paraît plus grand que l'allongement ce du muscle au repos. Mais ce n'est pas un allongement absolu ; il faut en retrancher la quantité bc qui représente le raccourcissement provoqué par l'excitation.

L'allongement réel n'est plus représenté que par la longueur cd, plus petite que la longueur ce, en d'autres termes, l'allongement du muscle tétanisé (allongement absolu) est moindre que celui du muscle au repos.

Dans nos expériences, bien loin de trouver une diminution de l'élasticité du muscle actif, nous avons toujours vu au contraire que l'état de tétanisation correspondait à une force élastique plus grande.

Ainsi un muscle non excité se laisse allonger de 11 mill. par une charge de 10 grammes.

La même charge appliquée pendant un temps très court, sur le muscle tétanisé, ne provoque qu'un allongement de 6 mill. et encore faut-il compter que cet allongement est tout entier formé aux dépens du raccourcissement tétanique qui atteint 30 mill.

Malgré cette charge de 10 grammes, le muscle reste encore raccourci de 24 mill.

Mais il n'est plus de même si la charge reste appliquée plus longtemps, ou si le muscle a subi plusieurs tétanisations. La fatigue le rend plus extensible, et l'allongement produit par 10 grammes pourra alors atteindre 15 au 20 mill.

La figure 11, représente ces allongements du muscle tétanisé comparés à ceux du muscle non excité.

Dans une première expérience, la charge a été appliquée pendant le tétanos, dans l'autre, le muscle a dû soulever sa charge en se contractant.

Nous chargeons d'abord (I. fig. 11.) le muscle au repos d'un poids de 10 grammes et nous notons l'allongement produit (1). Nous enlevons ensuite le poids (2), nous tétanisons le muscle (3) et nous réappliquons la charge (4). L'allongement immédiat est d'abord beaucoup moindre que celui du muscle au repos ; ici il a été de 5 mill. Mais la charge étau restée appliquée pendant une minute, l'allongement a augmenté peu à peu sous l'influence de la fatigue.

Toutefois cet allongement n'arrive pas à rendre au muscle sa forme primitive, bien plus, si, après la cessation du tétanos, nous réappliquons encore une fois la charge (7), l'allongement produit cette fois est beaucoup plus grand, mais il ne permet pas encore au muscle raccourci par l'excitation de revenir à sa forme.

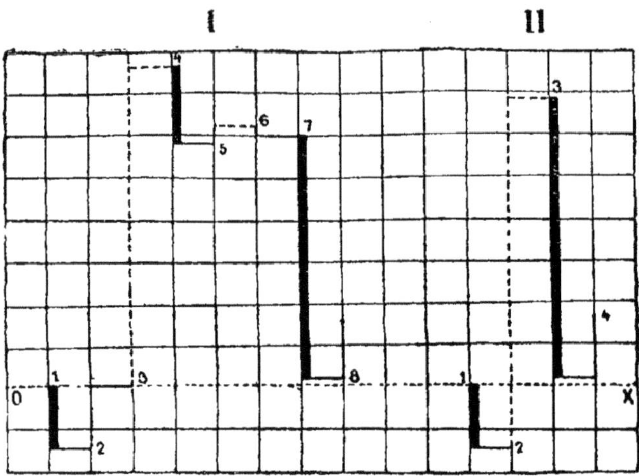

FIGURE 11.

Allongements du muscle avant, pendant et après le tétanos.

I. — 1. Allongement du muscle au repos pour une charge de 10 grammes.
2. Enlèvement de la charge.
3. Tétanos.
4. Réapplication de la charge.
5. Enlèvement de la charge.
6. Cessation du tétanos.
7. Réapplication de la charge.
8. Enlèvement de la charge.

II. — 1. Allongement du muscle au repos pour une charge de 10 gr.
2. Tétanos.
3. Cessation du tétanos.
4. Enlèvement de la charge.

Enfin, lorsque nous enlevons cette charge (8), le muscle se raccourcit et prend une longneur définitive beaucoup moindre que celle qu'il avait avant sa tétanisation.

Dans la seconde expérience (II. fig. 11.), nous chargeons le muscle au repos (1) d'un poids de 10 grammes, puis cette charge restant toujours appliquée, nous faisons passer le courant induit (2). Le muscle se raccourcit de 40 mill. 5, malgré le poids qu'il supporte. Lorsque nous cessons le tétanos (3) il s'allonge, sans toutefois revenir à sa forme primitive. Enfin, si nous enlevons la charge (4) nouveau raccourcissement qui écarte le levier de l'abscisse.

Ainsi, que l'application de la charge ait lieu avant, pendant ou après le tétanos, on voit que le muscle, sous l'influence d'une excitation tétanisante actuelle ou déjà terminée, ne s'allonge qu'aux dépens du raccourcissement déterminé par l'excitation.

En présence de ce fait, pouvons nous admettre que l'élasticité du muscle soit devenue plus faible? Il nous semble prouvé au contraire que *le tétanos auquel il est ou a été soumis lui communique une force élastique nouvelle, plus grande que celle qu'il avait au repos, et cette augmentation de l'élasticité est en raison directe de l'intensité du courant tétanisant.*

Influence de la section du nerf. — Ce que nous venons de dire sur les modifications de l'élasticité du muscle excité, va nous permettre d'interpréter facilement les phénomènes immédiatement consécutifs à la section des nerfs moteurs ou mixtes.

On sait en effet, que la section est un moyen d'excitation des nerfs moteurs et qu'elle s'accompagne toujours d'une secousse musculaire. Ce fait est connu de tous les physiologistes et nous n'y insistons pas ici; seulement, dans nos premières expériences, nous avions remarqué que le muscle, après s'être contracté sous l'influence de la section nerveuse, n'était pas ensuite revenu à sa forme primitive, à moins qu'il fût tendu par un poids supérieur à 10 grammes.

Nous nous étions alors demandé si cette sorte de rétraction

du muscle était due à la suppression de l'influence nerveuse ou à la secousse elle-même.

Cette question de l'influence du système nerveux sur l'élasticité et la tonicité musculaires a déjà été longuement discutée. M. Carlet (1) a démontré que les muscles d'une patte de grenouille, dont le nerf vient d'être sectionné, présente une sorte de contracture plus ou moins durable. Ce phénomène, selon lui, serait dû « à la mise en jeu par la section de l'excitabilité du nerf. » D'après Carlet par conséquent, le raccourcissement auquel nous faisons allusion, serait le résultat d'une force active et non point un état paralytique.

Les expériences bien connues de Broondgest et de Liégeois parlent en sens contraire.

Broondgest suspendait par la tête des grenouilles auxquelles il avait sectionné le nerf sciatique d'un côté, et observait alors que les articulations de la jambe du côté opéré étaient plus lâches et moins fléchies.

« Il en conclut que la moelle fournit aux fléchisseurs une innervation permanente. » (Beaunis.)

Liégeois coupait le sciatique d'un seul côté, et sectionnant ensuite les deux muscles gastrocnémiens, il voyait que le muscle paralysé se raccourcissait moins que celui du côté opposé.

Heidenhain, reprenant ces mêmes expériences, démontra que les résultats obtenus par Broondgest pouvaient être attribués à l'effet de la pesanteur. Il opéra en plaçant les grenouilles sur un bain de mercure et ne constata pas l'allongement signalé par Broondgest à la suite de la section du nerf.

Dans une autre expérience, il prouva qu'un muscle tendu par une certaine charge ne s'allonge pas lorsqu'on sectionne le nerf correspondant.

(1) Loc. cit.

Nous avons reproduit plusieurs fois cette dernière expérience et nous avons toujours observé que, lorsque la charge qui tend le muscle est inférieure à 10 grammes, la section du nerf détermine le raccourcissement permanent du muscle.

D'un autre côté, il est permis de croire que les conclusions de Liégeois sont entachées de la même erreur d'interprétation que nous avons déjà signalée pour le muscle tétanisé.

En effet, la section du nerf détermine toujours un raccourcissement musculaire que le myographe révèle facilement, même lorsque le tendon du muscle est encore intact.

Si, après ce premier raccourcissement, on sectionne le tendon, il est évident que le muscle peut se raccourcir un peu moins que celui du côté opposé, mais il faut considérer que ce second raccourcissement n'a plus le même point de départ.

Un exemple fera bien comprendre ce phénomène : Les deux gastrocnémiens de la grenouille ayant leurs tendons intacts, on sectionne le nerf sciatique du côté droit. Le levier correspondant à ce muscle indique aussitôt un raccourcissement de 5 mill. seulement à cause de l'obstacle que présente l'attache du tendon, Dès que celui-ci est coupé, un nouveau raccourcissement de 14 mill. a lieu, La somme totale du raccourcissement est donc de 19 mill. à droite. Du côté gauche, où le nerf est intact, la section du tendon est suivie d'un raccourcissement de 16 mill. Ainsi, en ne tenant compte que du raccourcissement provoqué par la section du tendon, l'avantage paraît être du côté du nerf intact (16 mill. au lieu de 14 mill.). Mais si, à ce raccourcissement de 14 mill., on ajoute les 5 mill. dus à la section du nerf, il est évident que cette section, loin de diminuer le raccourcissement, l'augmente au contraire, en produisant par elle-même un premier raccourcissement que l'on doit ajouter au second pour avoir la valeur totale.

En d'autres termes, un muscle dont le nerf a été sectionné semble se raccourcir un peu moins quand on coupe son tendon, parce qu'il est déjà raccourci par l'effet de la section nerveuse.

Si maintenant, le tendon étant primitivement détaché, on sectionne le sciatique d'une grenouille curarisée, cette section ne s'accompagne plus de secousse musculaire et le muscle conserve sa même longueur ; et si, dans ce cas, on porte une excitation électrique sur le muscle curarisé, on détermine une secousse, moins haute, il est vrai, mais qui est suivie de raccourcissement permanent. La section du nerf agit donc comme une excitation électrique.

D'ailleurs, la comparaison des phénomènes immédiatement consécutifs à la section nerveuse avec ceux que l'on obtient en excitant le nerf ou le muscle nous amène à cette conclusion : que le *raccourcissement musculaire permanent qui accompagne la section du nerf est l'effet direct de l'excitation provoquée par cette section.*

Sur la (fig. 12) on peut voir comment se comporte l'élasticité d'un muscle dont on vient de couper le nerf.

Le trait plein indique les allongements du muscle lorsque le nerf est encore intact. 70 grammes l'ont allongé d'une quantité de 36 mill. Après la section du nerf (trait haché) l'allongement total n'est plus que de 32 mill. 5.

On voit aussi que, comme dans le cas d'une excitation unique, les allongements partiels, considérés seulement à partir de la seconde charge, sont évidemment moindres après la section du nerf. Quant à l'effet de la première charge, nous croyons l'avoir suffisamment discuté plus haut pour ne pas avoir besoin d'y revenir ici.

rend donc le muscle plus fortement et plus parfaitement élastique.

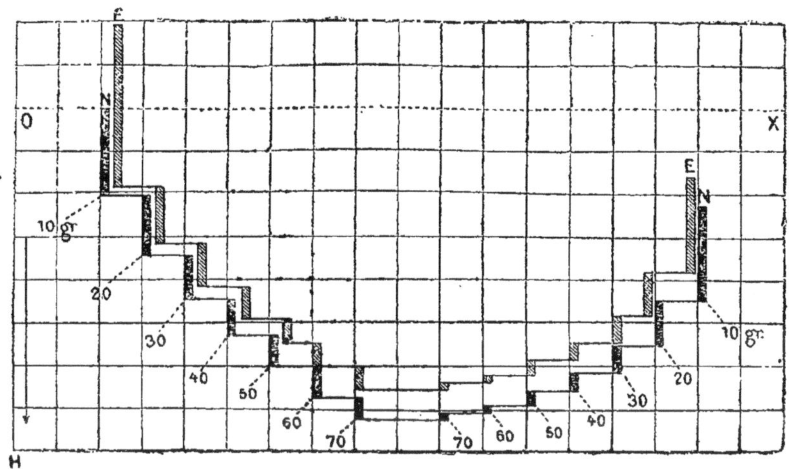

FIGURE 12.

Allongements et raccoucissements du muscle avant et après la section du nerf.

NN, Muscle normal.

EE, Muscle dont on vient de couper le nerf et qui est resté raccourci sous l'influence de cette section.

Influence de la fatigue. — Nous n'insisterons pas sur les effets de la fatigue ; tous les physiologistes reconnaissent que le muscle fatigué devient plus faiblement et moins parfaitement élastique.

Cependant il nous a paru intéressant de rechercher le moment exact auquel la fatigue commence à montrer ses effets sur l'élasticité. Ce moment varie naturellement avec le nombre et l'intensité des excitations que l'on fait subir au muscle. Mais, pour un cas donné, il est facile de préciser le nombre d'excitations nécessaires pour modifier l'élasticité du muscle.

Nous avons vu qu'une série d'excitations produit sur un muscle faiblement ou nullement chargé des raccourcissements toujours croissants jusqu'au moment où le maximum d'élasticité est atteint. Si on continue l'excitation, le raccourcissement se maintient au même degré pendant un certain temps, puis il diminue peu à peu à mesure que la fatigue augmente.

Or, l'affaiblissement de l'élasticité commence précisément à se montrer au moment même où le raccourcissement éprouve sa première diminution. Une charge appliquée au muscle à ce moment produit un allongement un peu plus grand que l'allongement provoqué par la même charge avant l'excitation.

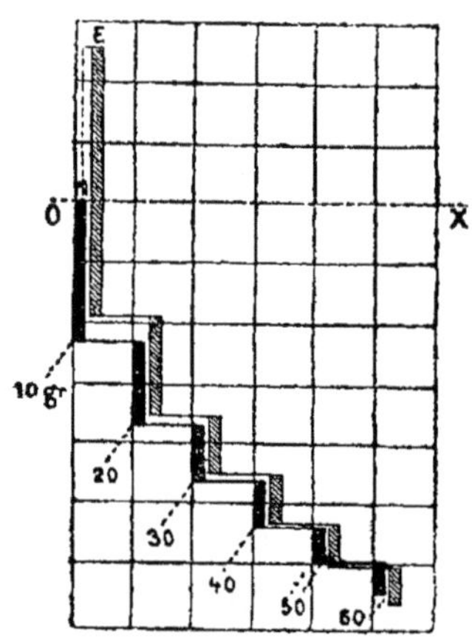

FIGURE 13.

Influence de la fatigue, à son début, sur l'élasticité musculaire.

N, Allongements du muscle normal.

E, Allongements du muscle qui vient de subir 25 excitations et qui commence à se fatiguer.

A mesure que le raccourcissement va en diminuant, on trouve une augmentation correspondante de l'extensibilité qui traduit ainsi les effets progressifs de la fatigue.

Toutefois ces phénomènes ne sont bien marqués que si on

emploie des charges un peu fortes (20 et 30 grammes). Car les 10 ou 12 premiers grammes sont surtout utilisés pour faire disparaître le raccourcissement.

La fig. 13 montre ces allongements d'un muscle qui vient de subir 25 excitations (bobine induite à 12°), distantes d'une seconde. Les charges ont été appliquées au moment même où le raccourcissement commençait à diminuer; on devait donc supposer que les effets de la fatigue seraient encore très peu marqués. Aussi voit-on que les premières charges ont eu à lutter contre le raccourcissement, c'est-à-dire contre l'augmentation de la force élastique causée par l'excitation. Mais dès la seconde charge de 10 grammes, les allongements partiels deviennent plus considérables que ceux du muscle au repos, et l'allongement total est lui même un peu plus grand.

Dans une autre expérience, nous avons produit la fatigue au moyen d'un courant tétanisant appliqué pendant cinq minutes; la différence dans les allongements a été de 5 mill.

Par conséquent *la fatigue diminue la force élastique du muscle, et le début de cette diminution est indiquée par la diminution du raccourcissement qu'avait provoqué l'excitation électrique.*

CHAPITRE V.

MODIFICATIONS DE LA CONTRACTILITÉ.

Les agents dont nous venons d'étudier les effets sur l'élasticité musculaire ont également une influence très marquée sur la contractilité.

Mais, à part certains détails qui nous sont personnels, ces modifications de la contractilité sont trop connus pour que nous en fassions une étude complète. Les ouvrages classiques sont pleins de renseignements sur cette question, et, bien que nous ayons reproduit nous-même la plupart des expériences dont ils font mention, nous ne voulons pas nous exposer ici à d'inutiles redites.

Nous ne présenterons donc qu'un rapide résumé des opinions admises, en insistant particulièrement sur l'effet des excitations électriques, des sections nerveuses et du curare.

Influence de la température. — L'élévation de la température augmente la contractilité, mais à condition que cette élévation ne dépasse pas 40° en moyenne. D'après Schmoulewitsch, le travail musculaire atteint son maximum à 30°.

Si on dépasse 35°, la contractilité ne tarde pas à diminuer, et à 65° elle est pour ainsi dire subitement annihilée (Harless).

Cl. Bernard a démontré que pour abolir cette propriété, il suffit d'une augmentation de 4 ou 5 degrés pour les animaux à sang chaud. Chez la grenouille, l'arrêt du cœur a lieu entre 37° et 39°.

Sur les tracés recueillis par M. le professeur Marey on peut suivre facilement toutes les phases par lesquelles passe la contractilité du muscle échauffé. Ce savant physiologiste a du reste constaté le phénomène que nous avons signalé pour le muscle non excité ; en effet, il dit : « Si l'on chauffe davantage (au delà de 35°) le liquide qui circule dans l'appareil, on verrait bientôt décroître l'amplitude des mouvements. Le muscle, dans ces conditions, ne revient plus à sa longueur normale, à chaque secousse nouvelle il semble garder une partie de son raccourcissement ».

Pendant longtemps on a cru que la perte complète de la contractilité au delà d'une certaine température était due à la coagulation de la myosine. Mais les expériences de Schmoulewitsch sont venues prouver que des muscles devenus inexcitables peuvent recouvrer leur contractilité si on les soumet à l'action du froid. Ce fait paraît devoir faire rejeter la théorie de la coagulation. On sait d'ailleurs que des grenouilles plongées d'abord dans de l'eau à 40° peuvent être rappelées à la vie par l'immersion dans l'eau froide.

Nous pensons cependant que lorsque la température a été très élevée, 50 ou 60° par exemple, la contractilité ne peut plus reparaître sous l'influence du froid, la substance musculaire est alors profondément altérée ; nos expériences ont toujours parlé dans ce sens.

L'abaissement de la température diminue la contractilité, surtout chez les animaux à sang chaud. Chez la grenouille, cette diminution est peu marquée pour des températures relativement très-basses (5 ou 6°). Mais à 0° et au-dessous, le gastrocnémien de cet animal se contracte faiblement sous l'influence d'excitations énergiques. Ce que l'on remarque surtout comme effet du froid, c'est une très grande lenteur dans le relâchement du muscle ; ce phénomène est comparable à ceux que produisent la fatigue et l'arrêt de la circulation.

Influence du dessèchement. — La contracture, d'après Legros et Onimus, indique toujours l'abolition de la contractilité et une altération des principes normaux qui constituent le muscle. Cette donnée est vraie pour la contracture qui survient après la mort (rigidité cadavérique) chez les animaux à sang chaud.

Dernièrement, mon collègue et ami, M. Brissaud, et moi, avons fait des recherches sur la contracture hystérique au moyen du microphone, et nous avons pu constater que, dans tous les cas (même chez les hémiplégiques), les muscles contracturés produisaient le bruit musculaire et étaient encore capables de se contracter plus fortement sous l'influence des excitations électriques.

Chez la grenouille, le dessèchement met le muscle dans un état de raideur presque absolue, et cependant on peut provoquer sa contraction, même plusieurs heures après la mort de l'animal; cette contraction, il est vrai, est le plus souvent très faible.

Nous avons recherché l'état de la contractilité sur le muscle qui a fourni le tracé de la figure 4. Ce muscle avait été exposé dans un courant d'air depuis vingt-quatre heures, et malgré sa rigidité il a donné des secousses assez énergiques pour des excitations de moyenne intensité (n° 8 de la bobine d. B. R.).

Influence de l'arrêt de la circulation. — Les expériences de Liégeois et de Cl. Bernard ont suffisamment prouvé que l'*hyperémie augmente la contractilité.*

L'arrêt de la circulation, au contraire, s'accompagne d'un affaiblissement de la contractilité, et cette propriété disparaît plus ou moins rapidement après la production de l'anémie

Longet a vu, chez des chiens dont l'aorte était liée, le train postérieur se paralyser au bout d'un quart d'heure, mais la contractilité n'avait disparu qu'après deux heures un quart.

M. le professeur Vulpian, pour éviter les effets d'une circulation collatérale, injecta dans les vaisseaux liés des poudres inertes destinées à oblitérer les capillaires. Il a observé que la paralysie du mouvement volontaire avait lieu sept minutes après l'injection et que la contractilité était abolie au bout de une heure et demie.

Enfin nous rappellerons le phénomène de la claudication intermittente observée chez le cheval, et que M. Bouley a parfaitement expliquée par des lésions circulatoires.

Chez les animaux à sang froid, ces effets de l'anémie sont beaucoup moins marqués, ou tout au moins se produisent beaucoup plus lentement.

M. le professeur Marey a cependant obtenu des secousses moins amples après la ligature de l'artère du membre.

Pour Schmoulewitsch l'anémie serait, au début, une cause d'augmentation de la contractilité. « J'ai constaté que les muscles en devenant anémiques ne commencent pas immédiatement à perdre leur irritabilité ; au contraire, cette dernière augmente pendant quelque temps et, arrivée à un certain degré, commence à baisser. »

Quant à nous, nous avons remarqué que la ligature des vaisseaux du membre s'accompagne toujours, chez la grenouille, d'une ou plusieurs contractions spontanées et que les secousses obtenues, au moyen d'excitation électrique, présentent une assez grande inégalité pendant les premières minutes qui suivent la ligature. La véritable diminution d'excitabilité sa montre assez longtemps après l'opération, alors que la substance musculaire a déjà subi des modifications chimiques.

Le seul résultat bien net que nous ayons observé immédiatement après l'arrêt de la circulation, c'est que la fatigue apparaît beaucoup plus rapidement que chez le muscle dont la circulation est intacte.

Rossbach et Harteneck ont trouvé qu'après la ligature de l'artère, la loi de fatigue s'exprime en remarquant que les sommets des courbes se trouvent sur une même ligne droite. Si on n'interrompt pas la circulation, il y a deux phases très distinctes : 1° l'amplitude de la secousse s'exagère ; 2° elle s'atténue. La ligne de fatigue devient alors une courbe concave qui se rapproche très lentement de la ligne des abscisses.

INFLUENCE DES EXCITATIONS ÉLECTRIQUES.

M. le professeur Marey a démontré qu'un cœur de grenouille ne répond pas à toutes les excitations qu'on lui envoie lorsque ces excitations sont faibles. Il existe une certaine période pendant laquelle le muscle cardiaque est inexcitable, et cette période, dite *réfractaire*, correspond à sa contraction.

Toute excitation arrivant à un autre moment de la révolution cardiaque s'accompagne d'une contraction et cette contraction est elle-même d'autant plus ample qu'elle se produit à un moment plus éloigné du début de la systole.

Nous avons recherché si le muscle strié (gastrocnémien) possède une période réfractaire analogue à celle du cœur. Par une première excitation, on déterminait une systole artificielle du muscle ; puis on envoyait une seconde excitation à un intervalle aussi minime que possible de la première. Or, quelque petit que fût cet intervalle entre les deux excitations (dans certains cas nous avons pu le réduire à 1|800 de seconde), nous avons toujours vu les deux excitations additionner leur effet, pour produire une secousse plus ample que dans la première.

Voici, en quelques lignes, le dispositif de l'expérience. On a deux bobines d'induction dont le courant inducteur est fourni par deux piles d'égale intensité. Les pôles des induits sont appliqués sur des points symétriques du muscle ; la rupture des courants se fait au moyen de deux frotteurs dont on peut faire varier l'écartement et qui sont en contact avec une bande métallique collée sur le cylindre inscripteur ; cette bande est fendue en un point, suivant une des génératrices du cylindre. Les frotteurs et la bande métallique se trouvent dans le circuit inducteur. Un signal électrique de M. M. Deprés marque, au-dessous du tracé musculaire, le moment exact auquel a lieu l'excitation. Enfin un diapason de 250 vibrations doubles par seconde permet de juger en fractions de seconde l'intervalle qui sépare deux excitations consécutives.

Au premier tour du cylindre, on ne fait agir que l'un des frotteurs ; on note la hauteur de la secousse musculaire pour cette excitation unique.

Le cylindre continuant de tourner, on rapproche le deuxième frotteur aussi près que possible du premier. Au tour suivant il y aura donc deux excitations très rapprochées au lieu d'une seule. La nouvelle courbe obtenue ainsi montre que la secousse est plus haute et plus prolongée que celle qui avait été provoquée par une seule excitation.

Le tracé de la figure 14 fait voir les courbes obtenues avec une seule excitation puis avec deux excitations se succédant à un intervalle de 1/100e de seconde. On voit quelle énorme différence il y a dans les hauteurs de ces deux courbes.

Nous ajouterons que dans ces expériences, le muscle avait à soulever un poids de 20 grammes environ ; s'il n'avait pas été tendu ainsi, il serait resté raccourci après la première secousse, et le point de départ de la seconde courbe eût été différente : le levier ne serait pas retombé sur l'abscisse.

Dans les expériences qu'il a faites tout dernièrement, M. H. Sewall a obtenu des résultats semblables aux nôtres ; il a même étudié certains détails de cette question que nous croyons utile de rappeler ici. Ainsi il dit : « Le plus petit intervalle que l'on ait mis entre les excitations a été d'environ 1/1000e de seconde. Même pour un si petit intervalle, si la préparation est très fraîche, on peut déjà distinguer la *sommation*, ou accroissement en hauteur de la courbe produite par les deux excitations au-dessus de celle produite par une seule excitation. Or, d'après Helmholtz, le plus petit intervalle entre deux excitations capable de produire la sommation est de 1/600e de seconde. A mesure que l'intervalle entre les deux excitations successives augmente, la sommation se montre d'abord avec une certaine irrégularité, puis elle atteint un maximum pour un certain intervalle entre les excitations, puis diminue plus rapidement, à mesure que cet intervalle continue à s'accroître.

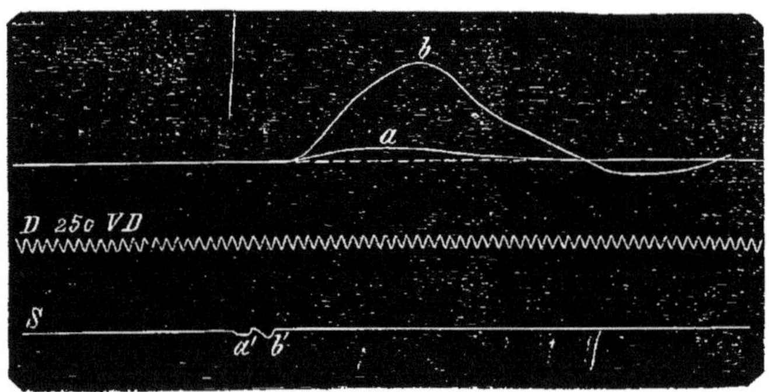

FIGURE 14.

Montrant la différence qu'il y a entre une secousse *a*, produite par une seule excitation *b'*, et une secousse *b*, produite par deux excitations *a' b'* séparées par un intervalle de 1/100e de seconde.

D, Diapason de 250 vibrations doubles à la seconde.

S, Signal électique indiquant le moment où à lieu l'excitation.

« Le maximum de sommation a lieu quand le commencement de la courbe de la deuxième contraction tombe sur le point le plus élevé atteint par la première; l'intervalle qui sépare les deux excitations est alors de 0,048 de seconde, correspondant à 20,8 excitations par seconde.

« Le point auquel la complète fusion de la courbe des deux contractions disparaît, et auquel on voit se manifester sa nature complexe, est très constant ; c'est à un intervalle moyen de 0,026 de seconde, correspondant à 38,8 excitations par seconde. »

D'un autre côté, lorsqu'on examine un tracé de tétanos obtenu par des excitations faibles et au nombre de 30 à 35 à la seconde, on voit que le point le plus élevé de la courbe ne correspond pas aux premières secousses, mais que la seconde est plus haute que la première, et la troisième que la seconde.

Ainsi, lorsque deux excitations se suivent de très près, on n'observe pas de période réfractaire, et la secousse qui résulte de ces deux excitations est plus haute que celle produite par une excitation unique.

Helmholtz avait déjà reconnu que deux excitations électriques très rapprochées l'une de l'autre ne donnent pas lieu à deux mouvements distincts, mais qu'elles n'en produisent qu'un seul qui semble être leur somme.

Ces effets sont encore très marqués lorsque les deux excitations consécutives sont assez distantes pour qu'il n'y ait plus fusion des secousses.

M. Ch. Richet a prouvé que lorsqu'un muscle d'écrevisse vient d'être soumis à une première excitation, les excitations suivantes produisent des secousses d'une plus grande hauteur.

Dans certains cas même, si le courant est très faible, le muscle reste insensible à la prémière excitation, mais il se contracte lors de la seconde ou de la troisième excitation.

De même, un muscle qui ne répond pas à une excitation isolée, effectue sa secousse, sous l'influence de deux excitations très rapprochées.

M. H. Sewall dit également : « Si on fait passer dans le muscle une double excitation et que l'on empêche le muscle de se raccourcir, on voit, lorsqu'on envoie une nouvelle excitation, que le muscle est bien plus irritable que lorsqu'on avait d'abord fait pour une excitation unique ; en outre, l'influence de la double excitation dure plus longtemps que celle de l'excitation unique. » Et ailleurs : « Quand deux excitations se sont succédé à un intervalle de 0,081 de seconde, la première contraction a déjà permis au muscle de revenir à sa position de repos quand la seconde contraction commence ; eh bien, on peut encore constater que la seconde contraction est encore plus haute que la première, ce qui nous prouve que la première contraction a laissé le muscle dans un état tel qu'il peut répondre avec plus de force à une seconde excitation, bien que l'excitation causant la première contraction ait complètement cessé. Ce résultat est en contradiction avec les recherchés de Kronecker et de Stirling. »

En effet, Kronecker, après avoir envoyé au muscle une série de secousses simples, observa que la ligne qui réunissait les sommets des courbes de contraction montrait d'abord une certaine irrégularité, puis devenait une ligne droite.

Au contraire, Minot appliqua des courants tétanisants durant quatre secondes, à des intervalles de vingt ou trente secondes, et trouva que la courbe totale commence par une élévation qui marque le moment de l'accroissement de la contractilité.

Ces deux dernières expériences semblent donner des résultats opposés. Sewall explique cette différence en montrant que l'accroissement d'irritabilité est plus grand et plus prolongé, lorsqu'il est provoqué par un tétanos que par une excitation simple.

On peut conclure de tout ceci que, *lorsqu'on envoie sur un muscle plusieurs excitations faibles, plus ou moins rappro-*

chées, on constate que la contractilité musculaire augmente après chacune de ces excitations : le maximum de contractilité une fois atteint, les secousses suivantes sont toutes de la même hauteur, jusqu'à production de fatigue.

C'est d'ailleurs un résultat identique à celui que l'on obtient en augmentant l'énergie de l'excitation électrique ; on constate d'abord un accroissement parallèle de l'énergie de la secousse ; mais cet accroissement arrive à un maximum à partir duquel la secousse reste avec la même amplitude, bien que l'excitation augmente encore d'énergie (Fick-Marey).

Influence de la section du nerf. — Les expériences bien connues de Longet, d'Erb et de Vulpian ont démontré que la section des nerfs moteurs ou mixtes diminue ou même anéantit la contractilité musculaire. Quatre jours après leur section, le bout périphérique des nerfs moteurs ne transmet plus les excitations ; le muscle ne tarde pas à s'altérer, à s'atrophier, et au bout d'un temps variable, il perd sa contractilité propre, au moins en grande partie.

L'excitabilité du nerf sectionné ne passe pas par les mêmes phases de diminution progressive. « La mort du nerf commence au niveau de la surface de section et le phénomène débute par une exagération de l'excitabilité qui bientôt fait place à une diminution ; durant ce stade d'augmentation, l'intensité de l'excitation restant la même, la force de contraction, sa durée et la rapidité de transmission augmentent. » (Munk-Wundt.)

Il semble donc y avoir une différence notable dans la manière dont l'excitabilité disparaît chez le muscle et chez le nerf.

Cependant Cl. Bernard a montré « qu'aux approches de la mort, tous les tissus deviennent plus excitables », et comme exemple, il indique le nerf qui devient plus excitable après être séparé de la moelle, et le muscle qui devient plus irritable après la mort du nerf et lorsqu'il commence à dégénérer.

D'un autre côté, lorsqu'on compare les secousses fournies par un muscle excité directement avant et après la section de son nerf, on trouve toujours que dans le second cas (après la section), ces secousses sont plus hautes. Seulement, dans ces expériences, il faut avoir soin de charger le muscle d'un poids suffisant pour faire disparaître le raccourcissement provoqué par la section même du nerf. Sans cette précaution, l'excitation trouverait le muscle déjà raccourci, et la courbe de la secousse n'aurait plus sa véritable hauteur, ce qui pourrait faire croire que la contractilité est diminuée.

Il y a certainement, après la section du nerf, un moment pendant lequel le muscle est plus excitable, mais comme ce moment est très rapproché de celui où la section est opérée, on comprend qu'il ait pu passer inaperçu, la plupart des expériences étant faites plusieurs heures ou même plusieurs jours après.

Cl. Bernard lui-même assignait une époque assez reculée à l'augmentation de l'excitabilité musculaire, puisqu'il enseignait que, pour que cette augmentation eût lieu, il fallait que le nerf fût mort et que la dégénérescence du muscle lui-même eût commencé.

Nos recherches personnelles n'ont porté que sur les phénomènes immédiatement consécutifs à la section du nerf. Pour ceux qui ont lieu plus tard, nous nous rangeons complètement à l'opinion des nombreux physiologistes qui ont étudié cette question.

Dernièrement M. Schmoulewitsch a procédé de la même manière et obtenu des résultats semblables aux nôtres ; et comme son mémoire a eu les honneurs de la présentation à l'Institut au moment où nous terminions nos expériences, nous n'avons pas cru devoir faire connaître notre travail.

Mais les expériences que nous avons entreprises depuis cette époque ont modifié notre opinion au sujet de l'interprétation des phénomènes, et nous nous permettons de discuter ici les conclusions du savant physiologiste russe.

Nous avons eu recours à deux méthodes pour étudier les modifications de la contractilité ; l'une, la plus simple, et mise en pratique par tous les physiologistes, consiste dans la comparaison des hauteurs des courbes musculaires avant et après la section, en observant la précaution indiquée plus haut, de ramener leur début sur la même abscisse.

La seconde méthode est plus délicate. On glisse la bobine induite assez loin de la bobine inductrice, pour que l'excitation d'ouverture seule provoque une secousse du muscle. On sait en effet que, pour des courants induits faibles, les muscles sont peu sensibles aux courants de clôture. On note la hauteur de la secousse provoquée par cette excitation d'ouverture. Après la section du nerf, la bobine étant toujours à la même distance, on constate que le muscle répond manifestement aux deux excitations de clôture et d'ouverture, et que la courbe correspondant à cette dernière est plus haute qu'avant la section. Le muscle est donc devenu plus excitable.

Les deux figures suivantes, obtenues par la première méthode, rendent bien compte de cet accroissement de l'excitabilité.

La figure 15 (II) représente la secousse du muscle avant la section du nerf.

Après cette section (fig. I, 15) on voit que la hauteur de la secousse a beaucoup augmenté, que le temps perdu est moindre et enfin que le muscle, malgré le poids de 15 gram. qui le sous-tendait est resté raccourci d'une certaine quantité après la secousse.

Cette augmentation de l'excitabilité se montre immédiatement après la section du nerf ; elle persiste pendant un certain temps, 20 à 30 minutes en moyenne, puis diminue d'autant plus rapidement que les excitations sont plus rapprochées.

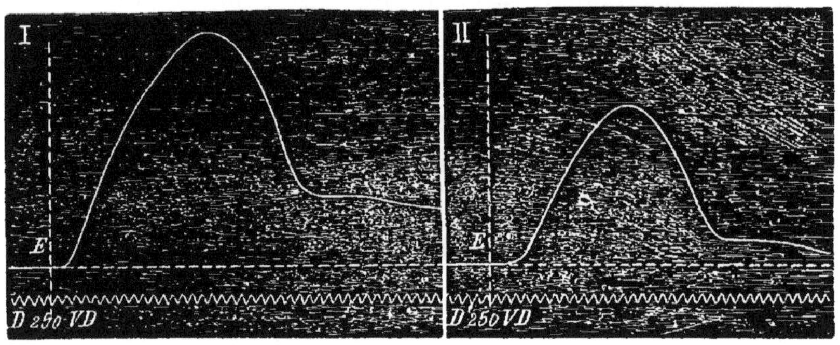

FIGURE 15.

I. — Secousse musculaire obtenue après la section du nerf.
II. — Secousse musculaire obtenue avant la section du nerf.

E, *E*, Moment où se fait l'excitation.
D, Diapason de 250 vibrations doubles à la seconde.

Cherchons maintenant à interpréter ces phénomènes. L'opinion de Cl. Bernard : « les muscles deviennent plus excitables après que le nerf est sectionné et désorganisé » ne nous paraît pas applicable ici, car il est bien évident que le phénomène se produisant immédiatement après la section, on ne peut pas le considérer comme une manifestation de la désorganisation des tissus.

On pourrait penser que, puisque les nerfs deviennent plus excitables après leur section, l'augmentation d'excitabilité du muscle est due elle-même aux modifications que subissent les filets nerveux intra-musculaires. Le curare devrait permettre de juger la question ; mais nous verrons tout à l'heure que ce poison agit lui-même sur l'excitabilité musculaire, de sorte que son influence propre, surtout pour des courants faibles (1), masquerait les effets dus à la suppression de l'influence nerveuse.

Comme nos expériences ont toujours porté sur des nerfs mixtes, il ne serait pas illogique de rapporter les variations de l'excitabilité à la section des filets du grand sympathique. Toute la théorie de Schmoulewitsch repose sur cette donnée ; seulement. tandis que la plupart des physiologistes admettent que la section des nerfs déterminent l'hyperémie, Schmoulewitsch au contraire voit dans cette même section la cause d'une anémie temporaire précédant la production de l'hyperémie.

A cette théorie nous croyons pouvoir présenter quelques objections.

Tout d'abord, la production de l'anémie ne nous paraît pas absolument prouvée ; en effet, si l'augmentation d'excitabilité n'a lieu que dans un membre non anémié primitivement, comme le prétend Schmoulewitsch, cela n'indique pas que le phénomène ne puisse pas être aussi bien rapporté à l'hyperémie ; on pourrait simplement déduire de ce fait que l'on a affaire à un phénomène vaso-moteur. Pour s'assurer que la section du nerf s'accompagne d'anémie, il faudrait prendre exactement la température du membre ou même du muscle en expérience avant et après la section, et nous ne croyons pas que cette recherche ait été faite.

En second lieu, les expériences instituées par Cl. Bernard sur les sections du grand sympathique montrent bien que l'augmentation de l'excitabilité correspond toujours à une plus grande activité de la circulation et des actes nutritifs ;

(1) Et ce sont précisément des courants faibles qu'il faut employer dans ce cas, sinon on s'exposerait à atteindre dès la première secousse le maximum de la contractilité musculaire, et l'augmentation causée par la section du nerf ne se montrerait pas.

« après la section du grand sympathique, la vitalité des tissus augmente d'une manière évidente, l'irritabilité des muscles est plus intense qu'à l'état normal et la sensibilité du nerf a suivi elle aussi la même loi. »

Enfin, la rapidité avec laquelle se produit l'augmentation d'excitabilité, après la section du nerf, ne concorde pas avec la marche toujours plus lente des phénomènes vaso-moteurs. Que cette section détermine l'anémie ou l'hyperémie, nous pensons que les modifications qui en découlent doivent exiger un certain laps de temps pour s'effectuer et surtout pour agir sur l'excitabilité du muscle.

Il nous semble que ces phénomènes sont susceptibles d'un autre interprétation. Si on veut bien se reporter à ce que nous avons dit à propos des modifications de l'excitabilité causée par une première excitation électrique, on verra que les effets de la section du nerf peuvent être expliqués de la même manière. La section agissant comme un excitant pour provoquer une secousse musculaire, l'excitabilité du muscle se trouve augmentée par cette excitation absolument comme si on lui avait envoyé une excitation électrique.

Influence des poisons (vératrine et curare.) — Seule parmi les poisons la *vératrine* augmente d'abord la contractilité ; et cette augmentation est telle qu'une excitation momentanée suffit quelquefois pour provoquer un tétanos persistant.

M. Prévost (de Genève) a prouvé que la vératrine n'agit pas sur le système nerveux, en donnant cette substance à un animal préalablement curarisé ; l'exagération de l'excitabilité excite malgré la suppression de l'influence nerveuse.

Toutefois le muscle vératriné ne conserve pas longtemps cette hyperexcitabilité, surtout lorsque la dose du poison a été un peu forte; il ne tarde pas à s'épuiser et, aussitôt après la mort de l'animal, les contractions deviennent très faibles, même pour des excitations intenses.

L'action du *curare* sur le système musculaire est peu connue. Quelques physiologistes seulement, parmi lesquels nous citerons Rosenthal et Valentin, ont signalé une diminution de l'excitabilité musculaire produite par ce poison. Toutefois certains effets du curare paraissent avoir échappé à leurs recherches et cela, croyons-nous, est dû en grande partie à ce que les excitants électriques employés généralement sont trop intenses. Cette trop grande force de l'excitation masque des effets qui apparaissent nettement lorsqu'on se sert du courant faible.

Nos moyens d'excitation ont été la bobine d'induction et la décharge d'un condensateur. Dans le premier cas, la bobine induite est glissée très loin de la bobine inductrice, afin d'avoir un courant d'une faiblesse extrême, absolument inappréciable pour nous, quand nous plaçons les électrodes sur nos lèvres.

Quant au condensateur, c'est un dixième de microfarad, divisible lui-même un dix parties, de telle sorte que nous avons pu employer le centième de microfarad. La pile qui charge ce condensateur est composée de petits éléments Léclanché, disposés de telle sorte que l'on puisse à volonté utiliser le courant d'un seul ou de plusieurs couples. Chaque élément représente une valeur de 1,4 volt.

Voici maintenant un rapide exposé des résultats que nous avons obtenus :

1° *Pour des excitations faibles, le curare agit sur le muscle avant d'agir sur le nerf.*

Expérience : une grenouille est disposée sur le myographe double à ressort. La bobine d'induction est glissée à plus de 15 cent. de la bobine inductrice. Les électrodes sont bifurquées dans les deux membres postérieurs ; de cette façon l'excitation est portée simultanément d'un côté sur le nerf, de l'autre sur le muscle.

L'animal est empoisonné par une injection sous-cutanée de 0 gr. 0005 de curare.

Le cylindre enregistreur accomplit sa révolution en dix secondes, et à chaque tour une excitation est envoyée au nerf et au muscle.

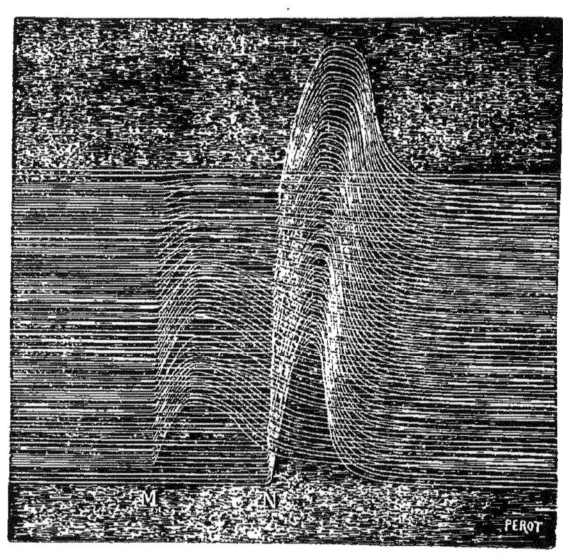

FIGURE 16.
Montrant le muscle *M* perd son excitabilité avant le nerf *N*.

On voit fig. 16 que, pendant toute cette période, neuf minutes environ, le nerf n'est pas encore touché sensiblement, tandis que le muscle cesse très rapidement de répondre à l'excitation. En outre, à mesure que le muscle perd son excitabilité, ses secousses deviennent irrégulières. Nous avons retrouvé ce même phénomène toutes les fois que nous avons employé des courants induits très faibles.

Voici une autre expérience : ici l'excitation est produite par la décharge du condensateur (0 gr. 05 de microfarad, chargé par deux éléments). La grenouille est empoisonnée par une injection sous-cutanée de curare.

L'un des membres postérieurs (A. fig. 17) a été lié en masse à sa base à l'exception du nerf. Les électrodes sont bifurquées sur les deux muscles gastrocnémiens.

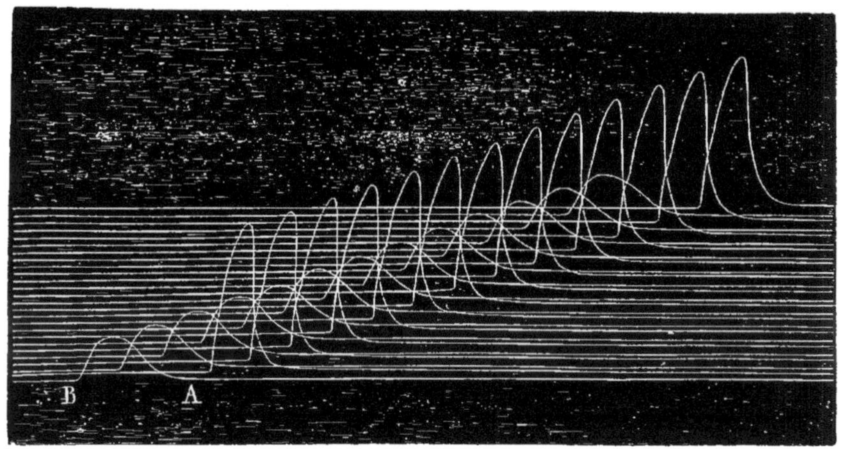

FIGURE 17.

Inscription comparative des secousses fournies par un muscle *B* empoisonné par le curare et par un muscle *A*, préservé de l'empoisonnement par une ligature, suivant la méthode de Cl. Bernard.

Cette figure représente l'état des muscles à un moment donné de l'empoisonnement.

Du côté ligaturé (A), le muscle répond énergiquement à l'excitation, tandis que l'autre muscle (B) soumis à l'action du curare donne des secousses beaucoup moins amples. Dix minutes plus tard, la même excitation ne produit plus aucune contraction dans le muscle non ligaturé; tandis que l'autre muscle est resté tout aussi excitable qu'au début de l'expérience.

Le même résultat est obtenu chez le lapin et le cobaye, en liant l'artère principal du muscle, au lieu de faire une ligature en masse comme chez la grenouille.

En répétant les mêmes expériences immédiatement après avoir sectionné les nerfs sciatiques, nous avons obtenu des résultats absolument semblables à ceux que nous venons de signaler.

Enfin, nous avons expérimenté sur des animaux (cobaye), dont le nerf était sectionné depuis 4, 6 et 12 jours. Mais dans ces conditions, l'excitabilité du muscle est tellement diminuée qu'il faut employer des courants beaucoup plus forts pour provoquer une secousse. Toutefois nous avons encore retrouvé les effets constatés plus haut.

2° *Pour des courants forts, la diminution de l'excitabilité du muscle n'apparaît qu'après celle du nerf.*

En appliquant au muscle et au nerf des excitations plus fortes que celles dont nous avons fait usage dans les expériences précédentes, nous avons pu observer que l'excitabilité du nerf disparaît la première.

Cependant, avant que celle-ci ait disparu, celle du muscle a déjà notablement diminué.

Si l'on veut obtenir des secousses qui soient toujours à peu près de la même amplitude, il faut peu à peu rapprocher la bobine induite de la bobine inductrice, c'est-à-dire augmenter progressivement la force de l'excitation. Une demi-heure environ après l'empoisonnement, il faut une excitation de toute la bobine induite, pour provoquer une secousse égale à celle que produisait un courant très faible au début de l'expérience.

Rosenthal, en signalant cette diminution de l'excitabilité

musculaire sous l'influence du curare, attribue ce résultat à l'action du poison sur les nerfs intra-musculaires.

« Lorsqu'on irrite comparativement un muscle empoisonné par le curare et un muscle semblable, mais non empoisonné, le premier est moins excitable, c'est-à-dire qu'il faut lui appliquer des excitants plus énergiques pour le forcer à se contracter.

On peut expliquer ce fait en admettant que la substance musculaire, tout en étant excitable, l'est beaucoup moins que les nerfs intra-musculaires, paralysés par ce poison. »

Cette théorie ne nous semble pas exacte, car on peut lui objecter que si on opère sur un muscle dont le nerf est sectionné depuis plusieurs jours, les filets nerveux contenus dans ce muscle sont dégénérés : et cependant l'action du curare reste la même.

Si nous résumons ces expériences, nous dirons donc :

1° L'empoisonnement par le curare diminue notablement l'excitabilité musculaire.

2° Cette diminution de l'excitabilité musculaire est très sensible pour des courants de moyenne intensité.

3° Si l'on emploie des courants très faibles, le muscle perd son excitabilité avant le nerf.

Période d'excitation latente. — Les modifications que nous venons d'étudier se rapportent surtout aux deux dernières périodes de la secousse musculaire (selon la division d'Helmholtz), c'est-à-dire à la période de *contraction* et à celle de *relâchement* ou de décontraction.

Nous avons vu aussi que les variations de cette troisième période dépendent de la charge que supporte le muscle, de la hauteur de la secousse, et surtout de l'état de l'élasticité.

Quant à la première période (temps perdu ou période d'excitation latente), elle vient d'être le sujet d'un travail très complet entrepris par notre ami le Dr Mendelsohn. Nous ne saurions mieux faire que de reproduire ici les principales conclusions de ce travail.

« 1° La durée de l'excitation latente varie suivant la saison, la taille de l'animal, et souvent chez deux grenouilles de la même taille, avec des muscles d'apparence saine, elle varie de 0 sc. 004 jusqu'à 0 se. 010 et même 0 so. 012 en dépassant rarement cette limite. La moyenne est 0 sc. 008.

« 2° La durée du temps perdu du muscle est en rapport avec l'amplitude de la courbe musculaire chez le méme animal ; mais il n'en est pas ainsi quand on compare deux courbes d'inégale amplitude recueillies sur deux grenouilles différentes.

3° La fatigue augmente la durée de l'excitation latente.

4° Cette durée est diminuée quand on fait exécuter une secousse à un muscle *dejà raccourci* par une contraction antérieure.

5° La durée de l'excitation latente augmente et diminue avec la diminution et l'augmentation de l'intensité du courant induit ou galvanique.

« 6° Quand le muscle est chargé de poids suspendus par un fil élastique, la durée du temps perdu ne commence à augmenter que quand le muscle est chargé de 40 ou 60 gr. (sur charges). Elle augmente à partir de 5 gr. quand le poids est suspendu par un fil non élastique.

« 7° Après la section du nerf sciatique, la durée de l'excitation latente du gastrocnémien diminue aussitôt après la section du nerf, reste diminuée pendant 15 à 20 minutes et commence ensuite à augmenter. Parfois on observe des irrégularités dans la durée du temps perdu pendant trois à cinq minutes après la section du nerf.

8° Le curare produit un allongement graduel du temps perdu.

9° La strychnine diminue graduellement la durée de l'excitation latente jusqu'à ce que le muscle s'épuise par de forts tétanos, et alors le temps perdu augmente.

10° La vératrine diminua la durée de l'excitation latente, mais ce qui est très intéressant dans le muscle raccourci par la vératrine, le temps perdu augmente avec le degré de raccourcissement et diminue à mesure que le muscle s'allonge et revient à son état normal. Or, comme je l'ai observé moi-même et comme d'autres l'ont également constaté, quand on opère sur un *muscle normal raccourci*, la période d'excitation latente diminue ; l'augmentation de cette durée dans un muscle *raccourci et vératriné* constitue donc un fait spécial à l'empoisonnement par la vératrine. Je ne donne pas ici l'explication de ce fait, que je me contente de signaler.

« De ces recherches on peut tirer les conclusions suivantes : La durée de l'excitation latente du gastrocnémien chez la grenouille n'est pas constante et elle est en rapport avec l'élasticité, l'excitabilité et la contractilité musculaire. »

Ces résultats, comme on peut le voir, concordent entièrement avec ceux que nous avons obtenus pour la période de contraction et les variations de l'élasticité.

Nous rappellerons particulièrement l'attention sur ce fait que la durée du temps perdu augmente pour des charges supérieures à 40° ou 60 gr. Ces poids sont précisément ceux que nous avons indiqués pour la limite de l'élasticité musculaire.

CONCLUSIONS.

Si on compare les modifications que subit la contractilité musculaire sous l'influence de certains agents avec les modifications de l'élasticité, produites par ces mêmes agents, on voit qu'il existe entre elles un rapport constant :

Toute cause qui augmente la contractilité rend le muscle plus fortement élastique, ou bien, toutes les fois que le muscle devient plus fortement et plus parfaitement élastique, la contractilité est augmentée..

Dans deux cas seulement, lors du dessèchement et de l'anémie produite par la ligature des vaisseaux, ce rapport paraît renversé ; mais nous allons voir que, dans ces deux circonstances, on peut invoquer l'interférence d'autres agents modificateurs.

Voici un tableau comparatif des modifications de l'élasticité, de la contractilité et du temps perdu ou période latente :

Agents modificateurs.		Élasticité.		Contractilité.	Temps perdu
Température	chaleur	Plus forte.	Plus parfaite.	Augmentée.	
	froid..	Plus faible.	Moins parfaite.	Diminuée.	
Dessèchement......		Plus forte.	Moins parfaite.	Diminuée.	
Circulation (anémie).		Plus forte ?	Moins parfaite.	Diminuée ?	
Excitation électrique		Plus forte.	Plus parfaite.	Augmentée.	Diminué.
Section ancienne du nerf............		Plus faible.	Moins parfaite.	Diminuée.	
Section récente du nerf............		Plus forte.	Plus parfaite.	Augmentée.	Diminué.
Fatigue....		Plus faible.	Moins parfaite.	Diminuée.	Augmenté.
Poisons	vératrine .	Plus forte.	Plus parfaite.	Augmentée.	Diminué.
	curare ...	Plus faible.	Moins parfaite.	Diminuée.	Augmenté.

L'inspection de ce tableau vient donner une nouvelle preuve à l'appui des théories de Weber, Volkman et Küss, au point de vue de l'identité des forces de contraction et d'élasticité ; seulement, tandis que ces physiologistes admettent que le muscle contracté devient plus faiblement élastique, nous concluons, nous, que les variations de l'élasticité et de la contractilité sont toujours de même sens.

La théorie de Weber conduit en effet à cette conclusion que, plus la contraction est forte, plus l'élasticité devient faible. Mais alors comment expliquer que, dans certains cas, l'antagonisme entre ces deux forces semble disparaître ? Dans le cas de fatigue, par exemple, le muscle, d'après Weber lui-même, devient à la fois moins excitable et plus faiblement élastique. Il en est de même pour la chaleur : le muscle échauffé devrait devenir plus faiblement élastique puisque sa contraction est plus énergique ; cependant l'expérience prouve bien que la force élastique est alors très augmentée.

D'un autre côté, si le muscle contracté devenait plus extensible, on ne pourrait jamais obtenir un tracé ascendant ni même horizontal, lorsqu'on tétanise un muscle avec des excitations peu rapprochées. Après chaque secousse, le muscle devrait se laisser allonger davantage par la charge qu'il supporte, et à partir de la première secousse, la ligne qui réunit les débuts des secousses devrait être descendante. Or, c'est le contraire qui a toujours lieu, tant qu'on opère sur un muscle frais. Mais, dès que la fatigue apparaît, la courbe du tétanos est descendante, parce que le muscle est devenu plus faiblement élastique.

Ces différentes formes de tracés de tétanos sont bien connues des physiologistes, et les modifications de l'élasticité par les premières excitations et par la fatigue nous paraissent les expliquer suffisamment.

Nous pouvons encore donner une autre preuve de ce rapport direct qui existe entre l'élasticité et la contractilité.

On sait que le relâchement du muscle après sa secousse (troisième période d'Helhmholtz) est d'autant plus lent que le muscle est plus fatigué ou plus refroidi. Inversement il devient plus bref sur un muscle échauffé. Or, ce relâchement est provoqué par la force élastique qui permet au muscle de revenir à sa forme première. Par conséquent, chez le muscle refroidi ou fatigué, qui se contracte plus faiblement, l'élasticité de retour est plus faible et plus imparfaite. Elle est plus forte, au contraire, chez le muscle échauffé dont la contraction est elle même plus énergique et le relâchement plus bref.

Il ne faut pas confondre cette période de relâchement avec le raccourcissement permanent qui succède à la section du nerf ou à une excitation électrique. Dans ce cas, en effet, le muscle ne revient pas à sa forme primitive parce qu'il est *maintenu raccourci*, (contraction tonique de Ranvier). Mais la rapidité de sa décontraction, quelque petite que soit cette dernière, est toujours en rapport direct avec la force de sa contraction.

Il est facile de s'en convaincre, en chargeant le muscle d'un poids suffisant pour faire disparaître le raccourcissement ; on pourra alors juger du temps que le levier met à retomber sur l'abscisse.

En somme, nous ne faisons pas allusion ici à l'étendue du relâchement mais à la vitesse avec laquelle il se produit ; *un relâchement bref annonce une élasticité plus forte* ; *un relâchement lent, accuse une élasticité plus faible.*

Enfin les résultats fournis par l'étude du travail musculaire viennent encore à l'appui de cette identité des forces élastiques et contractiles. On sait, en effet, que l'augmentation de la charge accroît d'abord l'amplitude des mouvements, ce qui prouve que, pour acquérir leur maximum d'action, les muscles doivent au préalable être légèrement tendus. Or, il est évident qu'un muscle tendu ou allongé par un certain poids est moins extensible qu'avant l'application de cette charge (loi de Wertheim) ; son élasticité est donc devenue plus forte et l'augmentation de l'énergie de ses secousses correspond, par conséquent, à un accroissement de sa force élastique. Quand on augmentera encore les charges, ses secousses deviendront plus faibles ; mais on aura alors dépassé la limite d'élasticité qui correspond au maximum de contractilité.

M. Marey a suffisamment démontré que l'effet de l'élasticité musculaire est de diminuer la brusquerie du mouvement, ainsi que d'en prolonger la durée, même après la disparition de l'onde qui l'a produit. Or, il est facile de se rendre compte que les secousses du muscle échauffé sont plus brusques et plus brèves que celle du muscle refroidi, ce qui indique bien que, dans le premier cas, la force élastique du muscle s'est accrue en même temps que sa contractilité.

La fatigue qui diminue la force élastique diminue également la contractilité ; on voit les secousses musculaires devenir plus faibles et en même temps augmenter de durée.

Le dessèchement et l'arrêt de la circulation paraissent, avons-nous dit, échapper à la loi formulée plus haut. Mais il faut considérer *que le maximum de contractilité correspond à un certain degré d'élasticité, en deçà et au-delà duquel les secousses sont moins énergiques.*

Nous savons par exemple, que l'élasticité d'un gastrocnémien de grenouille augmente avec la température jusque vers 45 ou 50 degrés, et devient même alors si forte, que le muscle est allongé par des charges considérables ; et cependant, c'est entre 30° et 35° qu'il atteint son maximum de contractilité.

A partir de ce point, ses secousses deviennent de plus en plus faibles ; c'est que au-delà de 35°, la composition du tissu musculaire commence à s'altérer.

Il en est de même pour le dessèchement. Un muscle desséché peut être très fortement élastique, sa contractilité devient très faible ou nulle, parce que son tissu lui-même est en partie ou complètement désorganisé.

Quant à l'arrêt de la circulation, nous avons vu qu'il modifie peu l'élasticité et la contractilité chez la grenouille, au début. Ce n'est que pour des charges très-fortes que l'on peut quelquefois reconnaître un affaiblissement de l'élasticité ; la diminution de la contractilité se reconnaît surtout par l'apparition plus rapide de la fatigue.

Plus tard, c'est-à-dire quelques heures après la ligature des vaisseaux, le muscle est à la fois moins extensible et moins contractile ; mais il est évident que sa composition est alors profondément modifiée : et on peut lui appliquer le raisonnement que nous avons fait à propos du dessèchement et de l'élévation de la température au delà de 35°.

D'ailleurs, on peut voir dans le tableau ci-dessus que, si l'élasticité du muscle desséché et anémié a augmenté, elle est en même temps devenue très imparfaite ; ce qui nous mène à dire que *c'est la plus grande perfection de l'élasticité qui correspond au maximum de contractilité.*

De ce qui precède, nous tirons aussi cette autre conclusion que *la contractilité augmente avec l'élasticité, mais seulement jusqu'à un certain degré au-delà duquel le muscle peut être consideré comme altéré dans sa composition; l'élasticité seule peut continuer à s'accroître, tout en devenant imparfaite.*

Notre intention n'est pas de créer une nouvelle théorie de la contraction musculaire ; nous avons voulu simplement signaler le rapprochement que l'on peut faire entre les variations de l'élasticité et celles de la contractilité, au profit de l'identité de ces deux forces, et surtout montrer dans quel sens et dans quelles limites ce rapprochement peut être fait.

Nous nous résumerons d'une manière générale en disant que :

1° Le muscle qui se contracte prend une force élastique nouvelle.

2° Cette force élastique nouvelle du muscle contracté est plus grande que celle du muscle au repos.

3° Toute cause qui produit une augmentation de la force élastique (jusqu'à un certain degré, indiqué par le maximum de perfection de l'élasticité et l'intégrité du tissu musculaire) détermine également une augmentation de la force de contraction.

INDEX BIBLIOGRAPHIQUE.

Afanasieff. — Arch. f. anat. u. physiol., 1865.

Bailly. — De la tonicité musculaire. Th. de Strasbourg, nº 293, 1870.

Beaunis. — Nouveaux éléments de physiologie humaine.

Bernard (Claude). — Leçons de pathologie expérimentale.

— Leçons sur les propriétés des tissus vivants.

— Leçons sur les effets des substances toxiques et médicamenteuses.

Bernard (F.-A.). — De l'élasticité du tissu musculaire, 1853.

Blix. — Contribution à l'étude de l'élasticité musculaire. Nord. med. Ark., 1875 et Centralblatt, 1875.

Carlet. — Expériences sur la tonicité musculaire. Compte rendus de l'Ac. des sciences, 19 mars 1877.

Duchenne (de Boulogne). — Électrisation localisée, 1861.

Duval (M.). — Dict. de médecine et chir. prat., art. Muscle; Physiologie

Faivre (E.). — Recherches sur les modifications que subissent après la mort, chez les grenouilles, les propriétés des nerfs et des muscles. Ann. des sc. nat. Milne-Edwards, 4ᵉ série, t. XVI, 1861.

Harless. — Zeitschrift f. ration. méd., t. VIII.

Horvath (de Kiew). — Centralblatt, 18 février 1873. De l'action du froid sur la grenouille.

Kronecker. — Arbeit. aus der phys. Anstalt. z. Leipzig, 1872.

Küss. — Cours de physiologie publié par M. Duval, 1873.

Legros et Onimus. — Dict. encyclopédique. Art. Musculaire; Physiologie.

Marcet. — Sur certaines propriétés physiques du tissu musculaire. Arch. des sc. phys. et nat., fév. 1865.

Marey. — Du mouvement dans les fonctions de la vie, 1868. La machine animale, 1873.

Minot. — Ludwig's Arbeiten, 1871.

Onimus. — Journ. de l'anat. et de la physiol., 1874.

Poore (G.-V.). — De l'influence des courants continus sur la puissance des muscles volontaires. The Practitioner, janvier 1873.

Ritter. — Propriétés physiologiques du tissu musculaire, 1858.

Rosenthal. — Les nerfs et les muscles, 1878.

Rouget. — Mémoire sur les tissus contractiles et la contractilité. Journ, de phys., 1863.

Samkovy. — De l'influence excercée par la température sur la tonicité des muscles striés et des muscles lisses. Pfluger Arch., t. IX, p. 399.

Schlagdenhauffen. — Considérations mécaniques sur les muscles. Journ. de l'anat. et de la physiol., 1872 et 1873.

Schmoulewitsch. — Études sur la physiologie et la physique des muscles. journ. de l'anat. et de la phys., 1868.

— De l'influence de la quantité de sang contenue dans les muscles sur leur irritabilité. Compte srendus Acad. des sc., 2 sept. 1878,

Sewall (H.). — Effets de deux excitations successives sur la contraction musculaire.

Valentin. — Zeitschrift f. Biologie, vol. IX, p. 75.

Volkmann. — Muskel contractilitat. Arch. de Muller, 1858.

Vulpian. — Modifications que subissent les muscles sous l'influence de a section de leurs nerfs. Arch. de phys., t. II.

— Durée de la persistance des propriétés des muscles et des nerfs et après l'interruption du cours du sang dans ces organes. Gaz. hebd., 1861.

Weber. — Art, Muskelbewegung dans Wagner's Handvörterbuch, t. III, 1846.

— Uber die elasticitat der Muskeln. Arch. de Muller, 1858.

Wundt. — Nouveaux éléments de physiologie humaine, 1872.

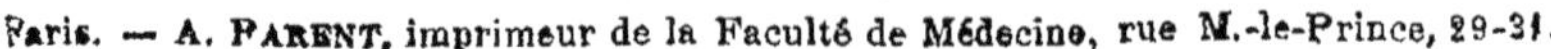

Paris. — A. PARENT, imprimeur de la Faculté de Médecine, rue M.-le-Prince, 29-31.